Roman Zimmermann

Personalisierte Medizin in der Labordiagnostik und Pathologie

Roman Zimmermann

Personalisierte Medizin in der Labordiagnostik und Pathologie

Trends und Herausforderungen in den kommenden 10 Jahren

Lehrbuchverlag

Imprint

Cover image: www.ingimage.com

Publisher:
Der Lehrbuchverlag
is a trademark of
International Book Market Service Ltd., member of OmniScriptum Publishing Group
17 Meldrum Street, Beau Bassin 71504, Mauritius

Printed at: see last page
ISBN: 978-620-0-27095-5

DANKSAGUNG

An erster Stelle möchte ich mich bei meinen Betreuern Herrn Dr. Enko und Herrn Dr. Meinitzer bedanken, für die Bereitstellung des Themas, sowie die damit verbundene Unterstützung.

Diese Arbeit stellt die letzte Etappe zum Erhalt meines akademischen Grades dar, der eine aufregende und manchmal auch anstrenge Studienzeit voranging. Für die uneingeschränkte und liebevolle Unterstützung während dieser Zeit bedanke ich mich bei meinen wundervollen Eltern und Großeltern. Ohne euren Rückhalt und euer Bemühen wäre das Studium nicht möglich gewesen.

Zuletzt möchte ich mich bei meiner Schwester bedanken, die mir stets zur Seite stand und mich bei allen Herausforderungen des Studiums unterstützte und mitfieberte.

Inhaltsverzeichnis

Tabellenverzeichnis

Abbildungsverzeichnis

Zusammenfassung

Unter personalisierter Medizin versteht man die zunehmende Individualisierung von Diagnostik und Therapie, ein sogenanntes „maßgeschneidertes Diagnostik- und Therapiekonzept". Diese zukunftsweisende Form der Medizin ist in aller Munde und wird in den kommenden Jahren speziell in der Labormedizin und Pathologie fächerübergreifend zunehmend eine wichtige Rolle spielen. Technische Errungenschaften wie das „Next Generation Sequencing" kreieren die Möglichkeit, genetische Informationen, die die Grundlage dieses medizinischen Ansatzes bilden, in immer kürzerer Zeit kosteneffizient zu generieren.

Als Beispiel einer Anwendungsmöglichkeit dient die sogenannte "Liquid Biopsy". Diese Methodik beruht auf dem Nachweis von im Blut zirkulierenden Zellen oder DNA solider Tumoren. Dieses molekulardiagnostische Verfahren wird in naher Zukunft in das Stadium der breiten klinischen Anwendung fortschreiten und neue Therapieansätze schaffen. Ein weiteres Beispiel stellt die Pharmakogenetik, welche Aufschluss darüber gibt, ob und in welcher Dosierung ein Medikament für einen bestimmten Patienten/Patientinnen geeignet ist, dar. Ziel der personalisierten Medizin ist es, ein für das genetische Profil eines Patienten/einer Patientin maßgeschneidertes Medikament in wirksamer Dosierung zu verabreichen und dabei mögliche Nebenwirkungen im Vorhinein auszuschließen.

Im Rahmen von Big Data werden enorme Mengen an Informationen gesammelt und analysiert, die immer neue Erkenntnisse sowohl bezüglich genetischer Erkrankungsursachen als auch der Beziehung zwischen Phänotyp und Genotyp aufweisen. Dieser Forschungsansatz birgt unter Berücksichtigung der zunehmenden Digitalisierung und fortschreitenden technischen Entwicklung ein gewaltiges Potenzial, das sich die personalisierte Medizin zu Nutzen machen kann.

Aus diesen neuen Anwendungen entstehen große Chancen auf dem Gebiet der personalisierten Medizin in den kommenden 10 Jahren, die jedoch auch Herausforderungen in vielen Bereichen schaffen, welche für eine erfolgreiche Etablierung im klinischen Alltag bewältigt werden müssen.

Abstract

Personalized medicine is the increasing individualization of diagnostics and therapy, a so-called "customized diagnostic and therapeutic concept". This pioneering form of medicine is on everyone's lips and will play an important role in the coming years, especially in laboratory medicine and pathology. Technical achievements such as "Next Generation Sequencing" create the possibility of generating cost-effective genetic information, which forms the basis of this medical approach in less time.

The so-called "Liquid Biopsy" serves as an example of such an application. This methodology is based on the detection of circulating blood cells or DNA of solid tumors. This molecular diagnostic method will progress to the stage of broad clinical application and create new therapeutic approaches in the future. Another example is pharmacogenetics, which provides information on whether and in which dosage a drug is suitable for a particular patient. The goal of personalized medicine is to administer a drug, that is individualized for the genetic profile of any patient in an effective dosage, with possible side effects excluded in advance.

Big Data provides a lot of information, which give new insights into genetic causes of diseases, as well as the relationship between phenotype and genotype. Taking into account the increasing digitization and advancing technological development, this research approach has an enormous potential, that can be exploited by personalized medicine.

These new applications will create great opportunities in the field of personalized medicine over the next 10 years, but they will also induce challenges in many areas that need to be overcome in order to a successful establishment in clinical practice.

1 Personalisierte Medizin

1.1 Einleitung

Der Bereich Personalisierte Medizin im Gesundheitssystem gewinnt aufgrund seines rapiden Wachstums immer mehr an Bedeutung und lenkt nicht nur die Aufmerksamkeit von Patienten/Patientinnen und Ärzten/Ärztinnen auf sich, sondern auch die der Industrie und Politik [1].

Im Jahr 2017 betrug der Marktwert der personalisierten Medizin global 47,8 Milliarden US-Dollar und soll sich laut Prognose bis zum Jahr 2024 auf einen Betrag von 96,6 Milliarden US-Dollar erhöhen [2].

Bei seiner Ansprache zur Lage der Union am 30. Januar 2015 ging selbst der ehemalige Präsident der vereinigten Staaten, Barak Obama, auf das Thema der personalisierten Medizin ein und versprach im Folgejahr Investitionen im Wert von 215 Millionen US-Dollar. Er beschreibt in seiner Rede, dass der bisherige Ansatz, bei dem vor allem der durchschnittliche Patient/die durchschnittliche Patientin berücksichtigt wird, nicht ausreicht. Hier soll die individualisierte Medizin durch die Einbeziehung von Genetik, Umwelt und Lebensstil den Ärzten/Ärztinnen das Handwerkszeug bieten, um diese Lücke zu schließen und zielgerichtete Behandlungen zu ermöglichen. Bereits heute sind die Erfolge dieses Ansatzes bei vielen Tumorerkrankungen sichtbar und verbessern die Überlebenschancen und senken unerwünschte Wirkungen [3].

Auch in Deutschland legte das Bundesministerium für Bildung und Forschung eine Summe von 360 Millionen Euro fest, die es in den Jahren von 2013 bis 2016 für Forschungs- und Entwicklungsprojekte zur Verfügung stellte. Oberstes Ziel sei es, dass Patienten und Patientinnen schneller von neuen Verfahren und Therapien profitieren. Hier liegt das Augenmerk sowohl auf der Identifizierung molekularer Schaltstellen und diagnostischer Biomarker als auch auf den daraus resultierenden individualisierten therapeutischen Anwendungen [4].

1.2 Geschichte der personalisierten Medizin

„Es ist wichtiger zu wissen, welche Person eine Krankheit hat, als zu wissen, welche Krankheit eine Person hat." Dieses Zitat von Hippokrates, der als Urvater der Medizin gilt, zeigt, dass in der Geschichte der Medizin schon in den Anfängen der Drang zu einer individuellen Behandlung bestand.

Die heute bestehenden Möglichkeiten der personalisierten Medizin fundieren auf der Entschlüsselung des menschschlichen Genoms im Rahmen des Human Genome Projects (HGP). Der Einfluss genetischer Variabilität auf Medikamentenwirkung war bereits bekannt, als in der Mitte der 1980er Jahre zunehmend die Idee aufkam, durch die Sequenzierung des menschlichen Genoms dieses Feld zu revolutionieren. Der Nobelpreisträger Renato Dulbecco war der Erste, der in seinem 1984 erschienen Artikel die Sequenzierung des menschlichen Genoms als beste Option zum Vorantreiben der Krebsforschung beschrieb [5].

Im Jahr 1990 wurde schließlich das HGP, trotz Bedenken seitens großer Teile der wissenschaftlichen Gemeinschaft bezüglich der Kosten, sowie der Umverteilung der Ressource zugunsten des Projektes bei gleichzeitig fraglichem Nutzen zu jenem Wissensstand, initialisiert. Dem 3 Milliarden US Dollar schweren und auf 15 Jahre angelegten Programm gelang es das komplette menschliche Genom zu sequenzieren und damit verbunden Technologien wie das „first-generation sequencing“ zu entwickeln und zu verbessern [6].

Nach dem erfolgreichen Abschluss des HGP folgten weitere Großforschungsprojekte, die das Verständnis von humangenetischen Variationen und deren Zusammenhang mit der menschlichen Gesundheit vertieften [6].

So auch das Hap Map Project, das sich die Beschreibung der Sequenzvariationen zum Ziel gesetzt hatte und auf diesem Weg Millionen von Single Nucleotide Polymorphismen (SNPs) entdeckte und die Basis für viele genomweite Assoziationsstudien bildete [7].

Dessen Nachfolger das 1000-Genome-Projekt, kreierte zwischen 2008 und 2015 den größten offen zugänglichen Katalog an Humanen Genvariationen und Genotypisierungsdaten [8].

Die rasante Entwicklung setzte sich mit Projekten wie dem Genome Asia 100K Project oder dem 100.000 Genome Project in den Folgejahren fort, welche zu einer Beschleunigung des medizinischen Fortschrittes in der personalisierten Medizin führen sollten [9].

1.3 Definition

Während Begriffe wie Biomarker, Pharmakogenomik und Pharmakogenetik durch die Internationale Harmonisierungskonferenz einer festen Definition unterliegen, steht für die personalisierte Medizin eine solche noch aus [10].

Auch werden die Ausdrücke personalisierte Medizin, individualisierte Medizin und Präzisionsmedizin oftmals als Synonyme verwendet [1].

Vertreter/Vertreterinnen anderer Ansichten differenzieren genauer und sehen die personalisierte Medizin als eine Stratifizierung und somit Einteilung von Patientengruppen anhand gemeinsamer Merkmale, im Gegensatz zur individuellen Medizin, die genau auf einen Patienten/eine Patientin zugeschnitten ist [10].

Selbst über die Aussage, ob diese Art der Therapie ein neuer Ansatz ist, lässt sich streiten, da viele praktische Ärzte/Ärztinnen der Meinung sind schon immer individuelle und auf den Patienten/die Patientin zugeschnittene Medizin betrieben zu haben [1].

Das „Büro für Technikfolgen-Abschätzung beim Deutschen Bundestag" definiert in ihrem Zukunftsreport die individuelle, beziehungsweise personalisierte Medizin als mögliche künftige Gesundheitsversorgung, die aus dem synergistischen Zusammenwirken der drei Treiber, die sie als „Medizinischer und gesellschaftlicher Bedarf", „Wissenschaftlich-technische Entwicklungen in den Lebenswissenschaften" und „Patientenorientierung" hervorgeht [11].

Unter der Berücksichtigung dieser und weiterer Definitionen, die je nach Autor/Autorin den Begriff enger oder weiter fassen, ergibt sich in einer Veröffentlichung aus dem Forschungsprojekt „Dienstleistungspotenziale in der Personalisierten Medizin" der Universität Potsdam und Technischen Universität Berlin die folgende Auslegung:

„Personalisierte Medizin (auch als stratifizierte und stratifizierende Medizin bezeichnet) ist im Vergleich zur herkömmlichen Medizin dadurch gekennzeichnet, dass sie Individuen auf der Basis von Informationen bezüglich ihrer genetischen, molekularen oder zellulären Merkmale näher charakterisiert, die für einen Krankheitsverlauf und die Wirkung von Therapien ausschlaggebend sind. Dieses ermöglicht eine gezieltere Arzneimittelforschung und –entwicklung, sowie präzisere Diagnosen zur Therapieentscheidung und Therapiebegleitung. Entsprechend wird personalisierte Medizin nicht synonym zu individualisierter Medizin verwendet, sondern als ein Teilbereich der individualisierten Medizin verstanden" [10].

1.4 Pharmakogenetik

Auch die nun aufblühende Pharmakogenetik profitierte von der Entschlüsselung des menschlichen Genoms und der Entdeckung der verschiedenen Varianten eines Gens [5].

Der Begriff Pharmakogenetik wurde bereits 1959 vom deutschen Humangenetiker Friedrich Vogel geprägt [12].

„Der Begriff der Pharmakogenetik ist definiert als der Einfluss genetischer Eigenschaften auf die Pharmakodynamik (Wirkqualität und -stärke), die Pharmakokinetik (Geschwindigkeit der Aufnahme, Metabolisierung und Ausscheidung) von Arzneistoffen sowie auf das Risiko von Überempfindlichkeitsreaktionen."[13].

Zu unterscheiden ist die Pharmakogenetik von der Pharmakogenomik, die mit Hilfe DNA-basierter Genotypisierung Arzneimittel entwickelt, die auf bestimmte Patientenpopulationen zugeschnitten sind und so eine individualisierte Pharmakotherapie anstrebt [14].

Verantwortlich für dieses breite Spektrum ist der genetische Polymorphismus. Durch das HGP konnte gezeigt werden, dass zwar alle Menschen den gleichen Satz an Genen besitzen, sich jedoch in diesen 30.000 – 35.000 Exemplaren in geringen, punktuellen Bereichen unterscheiden. Diese Variationen von einzelnen Basenpaaren (SNPs) bedingen die unterschiedliche Funktion und Expression von Proteinen, was wiederrum zu abweichendem medikamentösen Transport und differentem Arzneistoffmetabolismus führen kann [15].

1.5 Liquid Biopsy

Im Jahr 1869 beschrieb der Pathologe Thomas Ashworth zum ersten Mal die Anwesenheit von zirkulierenden Tumorzellen im Blut eines Patienten/einer Patientin mit einer metastasierten Krebserkrankung. Heute, 150 Jahre später, gilt diese als die erste Schilderung eines Phänomens, das als Liquid Biopsy bezeichnet wird [16].

Es beinhaltet die molekulare Analyse von Nukleinsäuren, zellulären Strukturen und zirkulierenden, mit Tumoren und Metastasierung assoziierten Zellen in Körperflüssigkeiten [17, 18].

Vor allem in den letzten 10 Jahren wurde intensiv im Bereich der Liquid Biopsy geforscht, um ein minimal-invasives Verfahren im Rahmen der personalisierten Medizin zu schaffen [17]. Aktuell ist die Liquid Biopsy noch kein Routinetest im klinischen Alltag, aber ihre potenziellen Anwendungsmöglichkeiten werden immer deutlicher sichtbar. Beginnend mit der diagnostischen Profilanalyse eines Tumorgenoms über das Monitoring von Tumorerkrankungen bis hin zur Evaluierung von Therapieresistenzen sind zahlreiche Applikationen Gegenstand der aktuellen Forschung [19].

1.6 Herceptin

Während sich die beschriebene Idee einer auf die genetische Anlage eines Patienten/einer Patientin abzielende und somit personalisierten Behandlung in den 1990er Jahren bereits weitgehend etabliert hatte, war die Nutzung dieses Wissens aufgrund fehlender praktischer Umsetzung kaum möglich. Der monoklonale Antikörper Herceptin® wurde im Jahr 1998 als erstes personalisiertes Medikament durch die Food and Drug Administration (FDA) zur Behandlung von Brustkrebs mit HER2 - Überexpression zugelassen [5].
Der rekombinierte Antikörper gegen den HER2-Rezeptor zeigte bei den Patienten/Patientinnen eine signifikante Verbesserung des Gesamtüberlebens. Insgesamt 15-20% der Patienten/Patientinnen mit Brustkrebs in einem frühen Stadium zeigen eine Überexpression und können somit von einer solchen Behandlung profitieren [20]. Neben den Vorteilen zeigen sich aber auch bei Herceptin Nebenwirkungen. Hier ist vor allem die Kardiotoxizität zu nennen, die bei 3 bis 7% der behandelten Patienten/Patienteninnen auftritt [21].
Dem Antikörper Herceptin folgte eine lange Liste weiterer personalisierter Therapien und diagnostischer Mittel in den Bereichen Tumorerkrankungen, kardiovaskuläre Erkrankungen, Transplantation sowie Neurologie und Psychiatrie [5].

2 Sequenzierung

2.1 Kosten

Ein entscheidender Faktor, sowohl für die individuelle Diagnostik als auch für die Forschung in der personalisierten Medizin, sind die Kosten. Während es für die Erforschung des menschlichen Genoms zu Beginn noch enormer finanzieller Mittel bedurfte, brachte der technologische Fortschritt immer effizientere und preiswertere Methoden mit sich. Das Next Generation Sequencing (NGS) senkte somit die Kosten für die Sequenzierung einer Megabase (1 Millionen Basen) und für das gesamte Genom in den letzten zwei Jahrzenten auf einen Bruchteil, sodass momentan rund 0,014$ für eine Megabase, beziehungsweise 1301$ für das gesamte Genom erforderlich sind [22]. Einen genaueren Überblick der Kostenentwicklung zeigen die ***Abbildungen 1 und 2.***

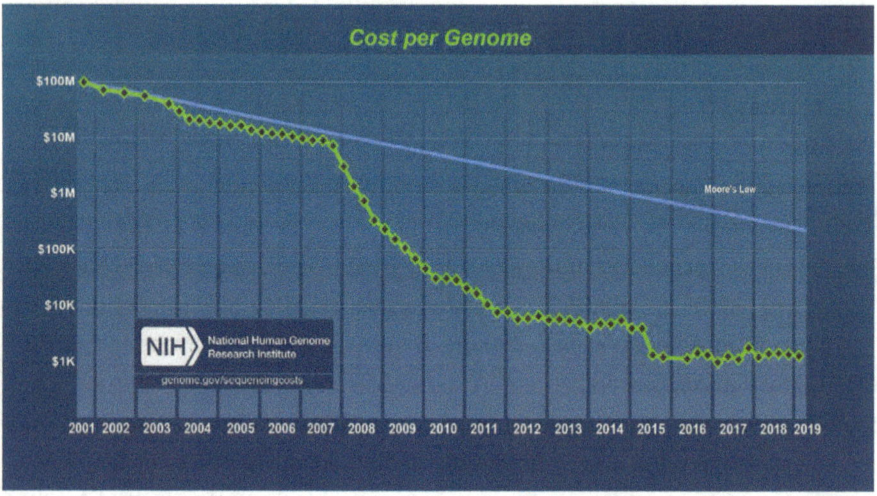

Abbildung 1: Kosten pro Genom [22].

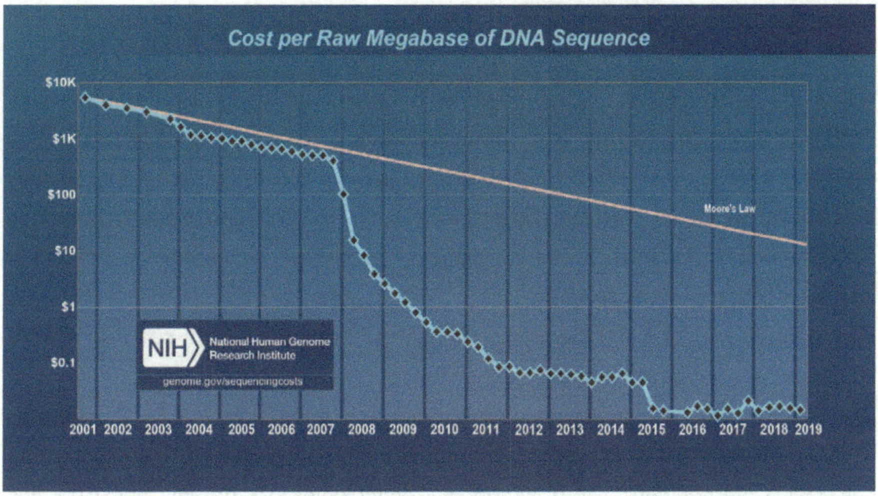

Abbildung 2: Kosten pro Megabase [22].

Diese Entwicklung zeigt, wie sich die Medizin in der „genomic era" verändert, in der die Sequenzierung des menschlichen Genoms für den klinischen Alltag nun eine echte Möglichkeit darstellt [9].

2.2 Technologien

Die Sequenzierung nach Sanger im Jahr 1977 stellte eine Revolution dar und war der Grundstein für die Sequenzierung längerer Genomabschnitte, das folgende HGP. Als im nächsten Schritt die Erforschung von Sequenz-Variationen anstand, zeigte sich die Methode nach Sanger als zu laborintensiv, zeitraubend und teuer. Im Jahr 2004 rief das National Human Genome Research Institute (NHGRI) ein Programm ins Leben, das die Kosten für eine komplette Genomsequenzierung in 10 Jahren auf 1000$ senken sollte [23]. Dies förderte in den Folgejahren die Entwicklung günstigerer und schnellerer Methoden. Die NGS Technologien, die eine Weiterentwicklung darstellten, konnten Tausende bis hin zu Millionen Sequenzreaktionen gleichzeitig parallel ausführen [23].

Darüber hinaus kommt die Methode ohne Klonierung aus [9]. Dieser Erfolg machte NGS zu einem Standardverfahren für zahlreiche klinische Anwendungen bis in die heutige Zeit [23].

Trotz der oben beschriebenen großen Vorteile des NGS zeigen sich jedoch auch hier Schwachstellen. Ein massiver Nachteil sind die kurzen DNA-Abschnitte der einzelnen

Sequenzreaktion, die sogenannten „Reads". Da das Genom oftmals sich wiederholende Sequenzen besitzt, die länger sind als die mit NGS sequenzierten Abschnitte, kann dies zu Lücken oder Fehlanordnungen führen. Es bestehen auch Probleme beim Detektieren und Charakterisieren von längeren single-nucleotide variations (SNVs), die jedoch hinsichtlich vieler Aspekte der menschlichen Genetik eine wichtige Rolle spielen. Zusätzlich gibt es bei GC-reichen Regionen Schwierigkeiten, da diese bei der benötigten Polymerase-Kettenreaktion (PCR) nur ineffizient amplifiziert werden [23].

Eine dritte Generation der Sequenzierungsmethoden wurde kurz nach dem NGS eingeführt und versprach längere Reads und geringere Kosten [23, 24].

Die ersten „single-molecule real-time"- Geräte wurden von Pacific Biosciences (PacBio) im Jahr 2011 herausgebracht und kommen ohne eine PCR Amplifizierung aus. Das Unternehmen Oxford Nanopore Technologies brachte im Jahr 2014 das Nanopore-Sequencing auf den Markt [23].

Diese und weitere „long read"-Technologien ermöglichen es, das Genom auf bisher nicht mögliche Genauigkeit zu erforschen. Während mit NGS-Methoden Reads mit einigen hundert Basenpaaren generiert werden können, ist es durch das Nanopore-Sequencing möglich, Längen von bis zu einer Megabase zu erreichen. Dieser Fortschritt gestattet es, Genomanschnitte, die bisher aufgrund ihrer hohen Anzahl an sich wiederholenden Sequenzen nicht zugänglich waren, zu erforschen. Dieser Umstand führt zu wichtigen neuen Erkenntnissen und Entdeckungen [23].

Die als vierte Generation des Sequenzierens bezeichnete Methode zeigte 2013 zum ersten Mal die Möglichkeit einer in situ Sequenzierung von mRNA auf. Dazu nutzte man das bereits bekannte NGS um Nukleotid-Zusammensetzungen direkt aus der Zelle und dem Gewebe zu lesen. Diese Entwicklung verspricht eine aufregende Zukunft seitens der Forschung und Molekulardiagnostik und könnte ein grundlegendes Werkzeug in der personalisierten Medizin werden [24].

3 Liquid Biopsy

Durch die immer schnelleren, präziseren und kostengünstigeren Methoden der Sequenzierung ergeben sich neue Möglichkeiten der Diagnostik wie beispielsweise das Liquid Profiling beziehungsweise die Liquid Biopsy [25].

Grundlage dafür ist, dass im Blut sowie in anderen Körperflüssigkeiten eines Krebspatienten verschiedenste mit dem Tumor assoziierte Komponenten zirkulieren [26]. Dazu gehören vor allem die zirkulierenden Tumorzellen (CTCs) selbst, aber auch zirkulierende Tumor-DNA (ctDNA) und zirkulierende Tumor miRNA (miRNA), die bereits in den letzten zwei Jahrzenten erfolgreich in der onkologischen Forschung verwendet wurden [27]. Auch Tumor educated platelets (TEPs) und Exosomen, die ebenfalls große Potenziale bezüglich Diagnostik, Monitoring und neuer Therapieansätze aufweisen, können mittels Liquid Biopsy quantifiziert und analysiert werden [28, 29].

Stanzbiopsie und Feinbiopsie sind aktuell noch der Goldstandard bei vielen molekularen Analysen [27]. Sie bergen jedoch einen großen Nachteil. Gewebsproben können nicht die vollständige Komplexität eines Tumors widerspiegeln. Dies muss durch die Entnahme von Biopsien aus verschiedenen Tumorbereichen erzielt werden. Weiter ist das Genom eines Tumors oftmals in hohem Maße instabil und steht somit unter ständiger Veränderung. Durch die Liquid Biopsy ist hierbei die Möglichkeit gegeben eine longitudinale Beobachtung der Erkrankung durchzuführen [16, 30].

3.1 Circulating tumor Cells (CTCs)

Als CTCs werden Tumorzellen bezeichnet, die den Primärtumor verlassen haben und sich in den Blutkreislauf oder das lymphatische System begeben haben. Dazu müssen sie, entsprechend der Theorie, eine epithelial-mesenchymale Transition vollziehen, die es ihnen erlaubt ihren Zellverbund zu verlassen. Dadurch gewinnen CTCs an Mobilität und Invasivität. Aufgrund dieser Eigenschaften werden sie für die Hauptursache von Metastasierung gehalten [31, 32].

Ihre Anzahl wird mit einer reduzierten progressionsfreien Zeit assoziiert und ist oftmals ein besserer prognostischer Faktor als konventionelle Bildgebung. Es wurden in letzter Zeit viele Technologien entwickelt, um diese Zellen im Blut mit Hilfe ihrer physikalischen Eigenheiten zu separieren und zu quantifizieren. Trotz aller bestehenden Anreicherungsmethoden ist es bisher nicht möglich eine CTC Einzelzellisolation zu erreichen, die benötigt wird, um das Wissen über intratumorale Heterogenität zu verbessern [16].

Am Wahrscheinlichsten wird eine Kombination aus mehreren Methoden in der Zukunft Goldstandard für die Charakterisierung solcher Zellen sein. Dazu müssen jedoch die

bestehenden Methoden in einen robusten und kosteneffizienten Arbeitsablauf integriert werden, der dann auch in der Klinik eingesetzt werden kann [16].
Die folgende **Tabelle 1** gibt einen Überblick über die bereits bestehenden Methoden und ihre technischen Charakteristika.

Trennung Kategorie Subkategorie	**Techno-logie**	**Trennungs-kriterium**	**Hauptmerkamle**	**Wirkungs-grad**	**Proben-volumen**	**Durch-satz**	**Klinischer Nachweis**
Immunaffinität	CellSearch	EpCAM	FDA bewährt für fortgeschrittenen Brust-, Prostata-, Colorektalkrebs; Eisenfliud Nanopartikel; kann nicht ganzes Blut umsetzen				71,4%
Immuno-magnetische positive Anreicherung	MagSweeper	EpCAM	Höchst reine lebend- Zellen	62-70%	9ml	9ml/h	100%
	MACS	EpCAM	Pos/neg. Anreicherung; Hohes Oberflächen zu Volumen Verhältnis; Schwierige Verwendung für Vollblut				
	IMS	EpCAM	Unterdrückt Leukozytenhintergrund (nicht getestet in klinischen Proben)	84-100%			
	Strep-tag	EpCAM, HER2, EGFR	Gleichzeitige Nutzung von Antikörpern; geringes Probenvolumen	79%	1ml	N/A	100%
Mikrofluide positive Immuno-erfassung	HTMSU	EpCAM	Einstufige Trennung; Geringes Blutvolumen; auf Leitfähigkeit basierende Zählung		1ml	1-2ml/h	Keine klinische Studie
	CTC-Chip	EpCAM	Micro Vortex steigert die Effizienz; Verschiedene CTC- Antigene können verwendet werden	65%	2,7 ml	1-2ml/h	99%
	GEDI chip	PSMA/HER2 (+ Größenselek tion)	Funktionelle Assays in Situ; Größen- und Kollisionsneigungs-abhänigkeit	85%	1ml		
Mikrofluide Immuno-erfassung + Nanomaterial	GO chip	EpCAM	Graphenoxid Nanomaterial; einfache Fabrikation; hohe Reinheit	84-95%	1ml	1-3ml/h	67-100%
	Microfluidic SiNP platform	EpCAM	Antikörperbeschichtete Nano-Siliciumsäulen zur Steigerung der Anreicherung; 1,5-3,0 psi Druck		1ml	1ml/h	77%
	NP-HBCTC-Chip	EpCAM, HER2, EGFR oder cocktail	Antikörper beschichtete Gold-Nanopartikel zur Steigerung der Anreicherung	>90%	3,5ml	1ml/h	100%

Immuno-magnetische negative Anreicherung	EasyStep	CD45	Leicht anzuwendende Chargentrennung	79%	O,5-2ml	1-4 ml/h	Keine klinische Studie
Membran Mikrofilter	FMSA	8µm Poren	Extraktion mittels Gegenstrom; Einfache Modifikation der Anwendung; WC Druck	90%	7,5ml	45ml/h	76%
	Crescent-shaped trap	Zwei 5µm Lücken	Einfache Bedienung; transparente Membran; Echtzeitänderung der Flusseigenschaften; 5-15 kPa Druck	80%	2ml	0,7ml/h	100%
	SB	8µm Poren an der Unterseite und 40µm Poren an der Oberseite	Erfassung wird erreicht durch eine Lücke zwischen der oberen und der unteren Porenmembran; Reduzierung des mechanischen Stresses	78-83%	1-7,5ml		
	FAST	8µm Poren + stabil-haltende Flüssigkeit	Einfache Anwendung; sehr schnelle Zellanreicherung; Transparente Membran; 1 kPa Druck	96%	3ml	180ml/h	83,3%
Mikrofluide Sortierung	Parsortix	10-4,5µm Lücke	Einfache Anwendung; Mehrfache Anwendung; 99mbar Druck	42-70%	4ml	10ml/h	38,5%
	MCA	8µm kreisförmige Hohläume oder 5-9 x 30µm oder 8 x100µm rechteckige Hohlräume	Integrierte Zählung, Färbung, Waschung	80-97%	1-3ml	12ml/h	80%
Dichte basierende Trennung	OncoQuick	Dichte	Eliminierung von Lymphozyten und mononuclearen Zellen; Seperationsmedium für Zusätzliche Trennung				23%
	AccuCyte	Dichte	Sequentielle Dichtefraktionierung; Automatisiert				81%
Kombinierte Methoden	CTC-iChip	EpCAM/CD45 + Größe	Zwei Anwendungsmodi; lange Aufbauzeit; kann automatisiert werden; 140 kPa Druck	77-98%	10ml	8ml/h	90%
	Negative-negative microfliudic platform	CD45 + Größe	Negative immunomagnetische Anreicherung und negativ selektiver Mikrofliud- Chip ohne Proben Transfer		2ml	2ml/h	100%

Tabelle 1: CTC Anreicherungsmethoden [33].

3.2 cfDNA

Die sogenannte Cell-free DNA (cfDNA) besteht nur aus kurzen Fragmenten von DNA, welche in verschiedenen Körperflüssigkeiten vorkommt. Man unterscheidet hierbei zwischen exogener und endogener cfDNA. Während der exogene Anteil durch Inhalation, Nahrungsaufnahme oder Infektion seinen Weg in den Körper findet, entsteht der endogene Anteil durch Apoptose, Nekrose und aktive Sekretionsmechanismen. Bereits aus der Länge lassen sich Rückschlüsse auf die Entstehung dieser DNA-Fragmente ziehen. Die größte Anzahl der Masse stammt aus hämatopoetischen Zellen sowie der Leber mit einem Anteil von ca. 60-90% beziehungsweise 2-12%. Durch Abbau und Ausscheidung entsteht beim gesunden Menschen ein Wert von 1-10 ng mL^{-1}, bei Schwangeren kann dieser Wert auf bis zu 200 ng mL^{-1} steigen [25].

Bei Tumor-Patienten/-Patientinnen können bei generell höheren Werten Blutkonzentrationen von über 1000 ng mL^{-1} entstehen, was zu der Annahme führt, dass Tumorzellen signifikante Anteile an cfDNA, sogenannte Cell-free tumour DNA (cftDNA), ins Plasma abgeben. Nicht nur die Menge, sondern auch die Fragmentlänge scheint sich nach gegenwärtiger Datenlage aufgrund ihrer Kürze von der physiologischen zu unterscheiden, was für cftDNA als Tumormarker ebenfalls zu einer Verbesserung der Sensitivität führen kann [25].

3.3 microRNA

Sogenannte miRNAs sind nicht codierende, einzelsträngige RNA-Moleküle mit einer Länge von 19-25 Nucleotiden, die durch die Transkription von DNA entstehen [34].

Sie spielen in vielen biologischen Prozessen eine wichtige Rolle, wie beispielsweise in der Differenzierung und Proliferation von Zellen. Nach jetzigem Erkenntnisstand scheinen sie wichtige Regulatoren der Genexpression zu sein und könnten über ein Drittel aller menschlichen Gene betreffen. Daher ist es nicht verwunderlich, dass vermutet wird, dass eine Dysregulation dieser Genregulatoren eine Rolle in der Entwicklung von Tumoren und ihrer Progression spielt. Es gibt auch Hypothesen, die besagen, dass miRNA je nach Abschnitt des Zellzyklus unterschiedlich agiert und so während der Proliferation unterdrückend wirkt, wohingegen in der Ruhephase die Translation gefördert wird. Tumorzellen mit fehlregulierter miRNA Expression, die Onkogene oder Tumorsuppressoren beeinflussen könnten und dadurch Proliferation fördern, werden zurzeit in weitreichenden Studien erforscht [35].

Diese von Tumorzellen abgegebene und zirkulierende miRNA ist in Blut stabil und robust gegenüber sich wiederholenden Frost-/Auftauzyklen, was sie als möglichen Biomarker nutzbar macht [35, 36].

3.4 Tumor educated platelets (TEPs)

Thrombozyten sind eigentlich für ihre Funktion bei der Koagulation des Blutes bekannt, jedoch wurde auch ihr Zusammenhang mit Tumorerkrankungen extensiv erforscht. Über Jahrzehnte war die vorherrschende Meinung, dass die Zellen statisch seien, da sie Zellfragmente ohne Zellkern sind, und so keine Transkription bzw. Translation in ihnen stattfindet. Es zeigte sich aber, dass verschiede Stimuli in Thrombozyten beispielsweise eine veränderte Proteinsynthese auslösen können. Dies ist möglich, da Thrombozyten ein funktionierendes Spleißosom, das prä-mRNA spleißen kann, besitzen. Tumorzellen können ebenfalls die Proteinsynthese in Thrombozyten stimulieren [18].

Gleichzeitig interagieren Thrombozyten mit Tumorzellen, wobei es bei Kontaktaufnahme zu einem Austausch von tumorassoziierten Molekülen kommen kann. Diese Art von Thrombozyten werden daher als „tumor educated", also vom Tumor ausgebildete Thrombozyten, bezeichnet [37].

Aufgrund dieser Tatsache können Tumor-assoziierte Biomoleküle wie Proteine und RNA in Thrombozyten nachgewiesen werden. Diese Erkenntnis birgt das Potential, TEPs als Biomarker für Tumordiagnostik nutzbar zu machen [18].

Ein weiterer Vorteil der TEPs ist ihre Lebenspanne von 7 bis 10 Tagen, sodass sich in dieser Zeit das vom Tumor abgeleitete Transkript vor im Plasma zirkulierenden RNAsen geschützt ansammeln kann. So kann eine Untersuchung der RNA durch TEPs ein erweitertes, aktuelles und dynamisches Bild der Tumoraktivität zeigen [29].

Zuletzt spielen TEPs wohl auch eine entscheidende Rolle in der Metastasierung. Thrombozyten unterstützen die Neovaskularisation, indem sie den Tumor mit zahlreichen proangiogenen Faktoren versorgen und zudem die Expression dieser fördern. Weiter verhindern sie die lokale Apoptose und Anoikis der Tumorzellen und können den für die Metastasierung notwendigen Phänotypwechsel der Zellen induzieren [29].

3.5 Exosomen

Extrazelluläre Vesikel sind ein interzellulares Kommunikationssystem, das die Interaktion mit anderen Zellen sowie ihre Modifikation erlaubt. Dies ist sowohl lokal als auch systemisch möglich [38, 39].
Extrazelluläre Vesikel werden nach ihrer Größe in drei Arten eingeteilt, wobei die größten die apoptotischen Körperchen (1000-5000 nm) sind, gefolgt von den Mikrovesikeln (200-1000 nm) und den kleinsten, den Exosomen (30-150 nm) [39]. Die Vesikel können Proteine, RNA und DNA beinhalten [38].
Während die Information und Sekretion durch Exosomen in normalen Zellen streng reguliert ist, kann unter pathologischen Gegebenheiten eine vermehrte Aussonderung in alle Körperflüssigkeiten vorkommen. So können Exosomen von entarteten Zellen sezerniert werden, eine immunsuppressive Wirkung zeigen oder eine Fehlfunktion in Immunzellen induzieren. Dies kann dazu führen, dass Tumoren mit Hilfe von Exosomen das Immunsystem re-programmieren und so der Immunantwort des Patienten/der Patientin entgegenwirken [39].

3.6 Liquid Biopsy beim Mammakarzinom

Burstkrebs ist weltweit gesehen auf Platz eins der häufigste maligne Tumor bei Frauen und steht auch bei der Anzahl tumorbedingten Todesfälle bei Frauen unter 45 Jahren direkt hinter dem Lungenkarzinom [36].
Bei bis zu 5 % der Patienten/Patientinnen besteht eine Metastasierung. Zusätzlich werden weitere 10-15 % dieser Patienten/Patientinnen in den nächsten 3 Jahren nach Diagnose eine Metastasierung entwickeln. Die Metastasierung findet über regionale Lymphknoten in die Lunge, die Leber, in das Gehirn und die Knochen statt, wobei die Knochenmetastasierung mit bis zu 50% der betroffenen Patienten/Patientinnen die häufigste Lokalisation ist [40].
Die Stadieneinteilung ergibt sich aus der TNM- Klassifikation, wobei T für die Größe, N für die Anzahl der befallen Lymphknoten und M für eventuelle Fernmetastasierung stehen. Auch eine molekulare Subgruppen-Klassifikation auf Grundlage des Genexpressionsprofils kann durchgeführt werden. Die vier Hauptgruppen sind Luminal A, Luminal B, HER2 positiv und Tumoren vom Basal-like-Typ [40].
Hier können mit Hilfe der Liquid Biopsy bereits heute Verbesserungen hinsichtlich der Prognosestellung und des Behandlungserfolges festgestellt werden. So kann zum Beispiel bei der Anti-HER2 Therapie, bei der es im Verlauf zu einer Veränderung des

HER2 Status eines Patienten/einer Patientin kommen kann, mittels CTCs schneller diagnostiziert werden. Die Analyse von CTCs ermöglicht so ein effizientes real-time Monitoring des HER2-Status. Auch können so bei Progression individuelle Therapien eingesetzt und Kosten durch Fehlbehandlungen gespart werden. Weiter wird auch angenommen, dass durch die Untersuchung der CTCs auf Linien mit multiplen Mutationen im Hinblick auf Therapiesensitivität auch potenziell neue Ziele für Therapien entdeckt werden können. Bereits heute zeigen multiple prospektive Studien CTCs als signifikanten prognostischen Faktor, sodass diese in den neuesten Guidelines zusätzlich zu den anderen biologischen Markern in die Liste der Tools zur Beurteilung der Prognose aufgenommen wurden [36].

Ein noch größeres Augenmerk liegt auf den CTC-Clustern. CTC-Cluster sind deutlich seltener zu finden, haben aber einen um 20 bis 50-fach höheren Vorhersagefaktor für Metastasierung [36].

Die ctDNA stellt auch bei Brustkrebs einen potenziellen Biomarker dar. Sie enthält die Mutationen, Insertionen, Delationen Genumlagerungen und DNA-Methylierungen von Onkogenen oder Tumorsuppressoren. Beispielhaft sind hierfür die zwei häufigsten Genmutationen bei Brustkrebs, PIK3CA und TP53, die in der ctDNA gefunden werden können, da sie auch im Primärtumor auftauchen. So hat ctDNA das Potential als Tumormarker zu dienen [36].

Auch miRNAs zeigen in zahlreichen Studien die Möglichkeit einer besseren Differenzierung in Subtypen sowie des Erkennens der Krankheitsprogression. Die miRNAs (miR-210, miR-328, miR484 und miR-827) haben das Potenzial eine Aussage über die Prognose oder das Wiederauftreten von Brustkrebs zu treffen [40].

Eine in diesem Jahr veröffentliche Studie zeigt zudem, dass zwei miRNAs, miRNA210 und miRNA-29c, mit der 10-Jahres-Überlebensrate in Zusammenhang stehen [41].

Die Vorhersage des subtyp-spezifischen Ansprechens auf eine Medikation konnte ebenfalls in einer Studie gezeigt werden. Da bei großen Teilen der Patienten/Patientinnen klassische Chemo- und Hormontherapie nicht anschlägt, könnte so miRNA frühzeitig als Biomarker eingesetzt werden [40].

Bezüglich des mit der schlechtesten Prognose verbundenen triple-negativen Mammakarzinoms, das sich durch das Fehlen von Rezeptoren für die Hormone Östrogen und Progesteron sowie HER2-Expression auszeichnet, wurde ein Zusammenhang zwischen miRNA-890 und hoher CD147 Expression verzeichnet [42, 43].

Während CD147, eine extrazelluläre Matrix-Metalloproteinase (MMP), nur in geringer Anzahl in normalem Gewebe vorkommt, wird es in Tumorgewebe in hoher Zahl exprimiert. Dort wirkt es als Promotor für Tumorinvasion und Metastasierung, sowie bei der malignen Transformation und Angiogenese. Es wurde festgestellt, dass eine Hochregulation von miRNA-890 einer Expression von CD147 entgegenwirkt [43].

Auch zur Prävention beziehungsweise als Alternative für mit Brustkrebs verbundene chirurgische Eingriffe zur weiteren Diagnostik könnte sich miRNA bewähren. Zurzeit ist die Sentinel-Node-Biopsie beim Mammakarzinom ein empfohlenes Verfahren zur Diagnose von Metastasierung. Die Weiterentwicklung von Biomarkern wie miRNA könnte diese Entnahmen in ihrer Häufigkeit reduzieren oder sogar hinfällig machen [40].

Aktuell liegt das größte Interesse der meisten sich mit miRNA beschäftigenden Wissenschaftlergruppen darin, zirkulierende miRNA als Biomarker für die Metastasierung von Burstkrebs nutzbar zu machen. Kandidaten dafür sind miRNAs wie miR-10b, bei deren hoher Expression eine klinische Korrelation zur Metastasierung gefunden wurde, sowie miR-34a und miR-155, die unter diesen Bedingungen einen Anstieg verzeichnen. Auch eine gestiegene Zirkulation von miR-373, sowie dem bereits erwähnten miR-10b wurde bei Pateinten mit positiven Lymphknoten festgestellt. Gleichzeitig scheinen auch miR-20a und miR-214 bei diesen Patienten/Patientinnen erhöht zu sein. Ähnlich verhält es sich in eine Studie zum Thema miR-210 als Biomarker [40].

Auch bei der spezifischen Metastasierung in das Gehirn und in die Knochen birgt miR-10b ein Potenzial, was nochmals die Vermutung nahelegt, dass diese miRNA sich als spezifischer Marker herauskristallisieren könnte. Diese Beispiele zeigen die Notwendigkeit weiterer Forschung in diesem Bereich auf, in der Hoffnung auf eine bessere Unterscheidung von metastasierendem und nicht-metastasierendem Burstkrebs, sowie eine individuelle zugeschnittene Behandlung [40].

3.7 Liquid Biopsie bei Lungentumoren

Bei Lungentumoren kommt der Liquid Biopsy eine besondere Rolle zu, da aufgrund des oftmals schweren Zugangs zu einer Gewebeprobe nach einer Alternative gesucht werden muss. Auch die Versagensrate der Genotypisierung ist mit 5-10% bei einigen Tumoren, trotz einer erfolgreichen Gewebsentnahme, hoch. Dazu kommen noch die bereits beschriebenen Probleme der Tumorheterogenität [44].

Eine vielversprechende Quelle zur Lösung dieses Missstandes sind in diesem Fall die von Tumorzellen abgebenden Exosomen. Es wurde gezeigt, dass die exosomale miRNA-Menge in Blutproben bei Patienten/Patientinnen mit Lungentumoren im Vergleich zur gesunden Kontrollgruppe erhöht ist. Eine Korrelation mit dem jeweiligen Stadium der Erkrankung konnte zum jetzigen Zeitpunkt nicht festgestellt werden [45]. Weiter wurde auch beobachtet, dass in einer bronchoalveolären Lavage (BAL) ebenfalls eine höhere Konzentration an Exosomen bei Tumorerkrankungen der Lunge anzutreffen ist, diese ist jedoch nicht in dem Ausmaß gesteigert, wie im Blutplasma [46].

Einige exosomale miRNAs (miR-378a, miR-379, miR-139 und miR-200b-5) können als Screening-Test zur Unterscheidung von Patienten/Patientinnen mit Lungentumoren und gesunden Rauchern/Raucherinnen genutzt werden. Andere wie miRNAs (miR-151a-5p, miR-30a-3p, miR-200b-5p, miR-629, miR-100, and miR-154-3p) beinhalten das Potenzial zwischen Adenokarzinomen der Lunge und Granulomen zu differenzieren [28, 47]. Weitere miRNAs (miRNA-205-5p und miR200b) erlauben das Abgrenzen einer Lungenentzündung von einem Lungentumor [28].

Neben diesen und weiteren Beispielen bieten Exosomen auch die Möglichkeit der Untersuchung ihrer enthaltenen Proteine. Ist beispielsweise die Menge an Epidermal Growth Factor Rezeptor, eine membranständige Rezeptorproteinkinase, die in zahlreichen Tumoren eine deutliche Überexpression aufweist, im Plasma bei Lungentumorpatienten/Lungentumorpatientinnen im Vergleich zu gesunden Probanden/Probandinnen kaum verändert, so lässt sich doch eine signifikante exosomale Steigerung dieses Proteins feststellen [48].

Auch andere Proteine, wie die Oberflächenmerkmale CD151, CD171 und Tetraspanin 8, können das Potenzial einer Identifizierung von Tumorpatienten/Tumorpatientinnen mit verschiedenen Subtypen vorweisen [49].

Zahlreiche andere Moleküle in Exosomen haben das Potenzial als Biomarker bei Lungenerkrankungen zu fungieren, sowie ein Hilfsmittel bei Diagnostik und Prognostik zu werden [28].

TEPs sind auch Gegenstand aktueller Forschungen in diesem Bereich. Im Jahr 2018 identifizierte eine Studie 20 potenzielle TEP-RNA Biomarker bei nicht-kleinzelligen Bronchialkarzinomen (NSCLCCY) [50]. Im Jahr zuvor gelang mit Hilfe eines auf TEPs basierenden Verfahren die präzise Detektion von NSCLC im Früh- und Spätstadium unabhängig vom Alter und Rauchgewohnheiten eines Patienten/einer Patientin, sowie bei verschiedenen entzündlichen Zuständen [51].

3.8 Anwendungsgebiete der Liquid Biopsy

3.8.1 Früherkennung

Die frühzeitige Erkennung eines Tumors ist mit einer besseren Heilungschance verbunden. Für einige Erkrankungen, wie zum Beispiel das kolorektale Karzinom, sind in Hochrisikogruppen jährliche Screening-Untersuchungen ab einem bestimmten Alter indiziert, die bewiesenermaßen die Sterblichkeit senken. Beim kolorektalen Karzinom sind dies 16% [52].

Für anderen onkologischen Erkrankungen zeigt sich eine noch größere Notwenigkeit einer frühzeitigen Detektion. So liegt die 5-Jahres-Überlebensrate bei Bauchspeicheldrüsenkrebs-Patienten/-Patientinnen mit Adenokarzinom des Gangsystem bei weniger als 5%. Dies ist der späten Diagnostik und dem damit verbundenen späten Stadium geschuldet [52].

In den letzten Jahren haben sich viele Forschungsgruppen und auch Unternehmen damit beschäftigt, mit Hilfe der Liquid Biopsy sowohl sensible als auch spezifische Indikatoren für Krebs im Frühstadium zu finden. Sie haben in diesem Zusammenhang Hoffnungen geweckt, einen auf Blut basierenden Tumor-Test zu entwickeln. Bisher stellt eine solche Früherkennung jedoch auch weiter eine große Herausforderung dar [53].

Zum einen sind gerade bei sehr frühen Stadien nur geringe Mengen von zu detektierenden Materialen wie ctDNA vorhanden, zum anderen sind selbst bei Bestehen der technologischen Möglichkeiten bei gesunden Individuen ebenfalls Mutationen gegeben. Diese von tumorassoziierten zu unterscheiden wird wohl auch zukünftig äußert schwierig bleiben. Weiters ist auch zu befürchten, dass es den neu aufkommenden Tests, wie schon ihren Vorgängern, den etablierten Biomarkern, bei der Früherkennung an Sensitivität und Spezifität mangeln wird. Zusätzlich kommen noch hohe Kosten und die Komplexität solcher Anwendungen zum Tragen [54].

Im Jahr 2018 wurde versucht, im Rahmen einer Studie, einen auf Promotor-Methylierung basierenden Test für die Früherkennung der drei häufigsten Tumoren, Brust-, Darm- sowie Lungentumoren zu schaffen. Dabei wurden die Gene (APC, FOXA1, RASSF1A) verwendet, mit denen eine 72% Sensitivität und eine 74% Spezifität erreicht werden konnte [55].

Die zurzeit marktreifen Assays weisen nur einige einzelne molekulare Veränderungen auf, wie das prominenteste Beispiel, der EGFR p.T790M im progredienten Bronchialkarzinom [56]. Eine ersehnte umfassende Tumordiagnostik auf Basis von häufigen Driver-Mutationen und einzelnen spezifischen Molekülen bestimmter Tumorerkrankungen steht bisher aus und stellt gleichzeitig das Ziel für ein breites Screening in der Bevölkerung dar [52].

Unabhängig von der Sensitivität und Spezifität einer solchen Testung stellt sich die Frage, inwieweit solche Screening Untersuchungen sinnvoll sind. Bei schnell wachsenden Tumoren, wie dem Pankreaskarzinom, kann ein negatives Ergebnis bei der nächsten Untersuchung bereits eine Erkrankung in einem nicht mehr kurativen Setting bedeuten. Im Gegenzug führt eine Überdiagnostizierung von langsam wachsenden Tumoren, wie dem Prostatakarzinom, zu teilweise unnötigen Behandlungen [54].

3.8.2 Prognose

Stadienbestimmungen, wie z.B die TNM-Klassifikation bei soliden Tumoren, bilden heutzutage die Grundlage einer adäquaten Therapie sowie Prognose [57]. Auch bezüglich der Liquid Biopsy konnte bereits in einigen Studien gezeigt werden, dass mit ihrer Hilfe der weitere Krankheitsverlauf teilweise vorausbestimmt werden kann. So ist neben den genannten Erkenntnissen, die bereits in den Abschnitten der Beispiele Brustkrebs und Lungenkarzinomen genannt wurden, auch beim NSCLC bei einem erhöhten Gehalt der zirkulierenden DNA ein erniedrigtes Gesamtüberleben beschrieben [58]. Auch CTC-Biomarker sind beispielsweise beim Melanom als prognostischer Faktor für ein krankheitsfreies Überleben beschrieben und sind signifikant mit Fernmetastasierung verbunden [59]. Beim Colonkarzinom wurde nachgewiesen, dass ein positiver Status bezüglich CTCs vom mesenchymalen Phänotyp mit einem weiter fortgeschrittenen Stadium der Erkrankung, sowie einem geringeren Grad der Differenzierung einhergeht [60]. Ein negativer ctDNA Status kann dagegen nach einer Operation mit einem besseren Verlauf und einem geringen Rückfallrisiko assoziiert werden [54].

Genexpressionstests basieren auf der Grundlage, dass verschiedene molekulare Subtypen bei Tumorerkrankungen zu unterschiedlichen Verläufen führen, was sich auf die progressionsfreie Zeit und das Gesamtüberleben auswirkt. Vor allem beim Mammakarzinom sollen diese Tests die Therapieentscheidung unterstützen und eine

Übertherapie bei geringem Risiko vermeiden. Beispiel für solche Tests sind der Endopredict®-Test mit einer Expressionsanalyse aus 8 Tumorgenen und 3 Kontrollgenen, sowie Prosigna® mit der Messung der Expression von 46 Tumor- und 5 Kontrollgenen und OncotypeDx®, ein 21-Gen-Test [61]. Eine kürzlich veröffentlichte Studie zeigte, dass die Verwendung von EndoPredict® keinen signifikanten Einfluss auf Therapieentscheidungen von Onkologen/Onkologinnen hat und leitet aus den Resultaten ab, dass höchstens unerfahrenere Ärzte/Ärztinnen von einem solchen Tool profitieren [62]. Ein weiterer Kritikpunkt an Genexpressionstests ist, dass oftmals für die Risiko-Score Berechnung, wie auch bei EndoPredict® und Prosigna®, klassische histopathologische Parameter wie Tumorgröße und Nodalstatus herangezogen werden. Ohne ihre Nutzung wäre die Aussagekraft deutlich limitiert [56, 61].

In der aktuellen S3-Leitlinie für die Früherkennung, Diagnostik, Therapie und Nachsorge des Mammakarzinoms besteht bezüglich Genexpressionstest keine klare Empfehlung, beruhend auf den Resultaten der bisher vorliegenden Studien. Einigkeit konnte nur im Hinblick auf den dringenden Forschungsbedarf für die weitere Untersuchung und klinische Validierung von Genexpressionstests erzielt werden [63]. Ein Genexpressionstest wie Mammaprint®, ein 70 Gen-Test, verspricht durch seine noch größere Anzahl an untersuchten Genen eine bessere Unterscheidung zwischen Patienten/Patientinnen mit geringem und hohem Risiko treffen zu können [64].

Zusätzlich stellt sich zur Aussagekraft solcher molekularer Tests die Frage, ob diese unter Zuhilfenahme der Liquid Biopsy in Zukunft einen wichtigen Beitrag zur Prognostik und Behandlung liefern können oder technische und biologische Schranken, die auch in den nächsten Jahren nicht überwunden werden können, dem Entwicklungsprozess im Weg stehen. Unter Berücksichtigung mehrerer Studien kommt man zum Ergebnis, dass bei der Liquid Biopsy eine Sensitivität von mehr als 0,01% nicht zu erreichen ist. Auch inwieweit eine 10ml Blutprobe, die maximal 10.000-15.000 Kopien eines gesuchten Genabschnittes einer cfDNA enthält, sich zum Nachweis einzelner mutierter Moleküle eignet, ist in diesem Zusammenhang fragwürdig. Vor allem in frühen Stadien mit geringer Anzahl an mutierten Molekülen gestaltet sich eine Detektion solcher tumorassoziierter DNA als noch größere Herausforderung [56].

3.8.3 Monitoring

Bei der Überwachung und Nachsorge von Patienten/Patientinnen mit Tumoren sind bildgebende Verfahren, wie beispielsweise beim Burstkrebs die Mammographie, bis heute der Goldstandard. Radiologische Untersuchungen zeichnen sich durch ihre bisher nicht übertroffene Sensibilität aus. Gleichzeitig stehen mit der Sonographie und der Magnetresonanztomographie nicht invasive Methoden ohne Strahlenbelastung zur Verfügung [65].

Trotz aller bisherigen Errungenschaften stoßen diese Verfahren bei der Detektion von kleinen mikrometastatischen Läsionen an ihre momentanen Auflösungsgrenzen. Hier könnte die Liquid Biopsy mit Hilfe von ctDNA und CTCs diese Lücken füllen und dazu beitragen einer unheilbaren Metastasierung vorzubeugen [53].

Gleichzeit ermöglicht Liquid Biopsy, durch eine minimal-invasive Blutentnahme molekulare Veränderungen in DNA und Proteinen festzustellen, die einen Rückschluss auf die Entwicklung der Erkrankung gewähren. In Anbetracht der Tatsache, dass Tumore oftmals eine Heterogenität aufweisen und zudem ein instabiles Genom vorliegen kann, das sich im Rahmen einer Therapie verändert, kann mit Hilfe der Liquid Biopsy ein solcher Vorgang beobachtet werden. Aus den Ergebnissen solcher Untersuchungen können Mutationen analysiert und Therapien individuell angepasst werden [16].

Eine große Herausforderung für das minimal-invasive Monitoring von Tumorerkrankungen im Rahmen der Liquid Biopsy ist es, zunächst so viele bedeutsame Anhaltspunkte wie möglich zu identifizieren und diese von unrelevanten und nicht pathologischen Mutationen abzugrenzen. Dazu wird es notwendig sein Filterkriterien zu schaffen, die beispielweise die nicht die Keimbahn betreffenden Mutationen in Leukozyten ausschließen [52].

Obwohl auch bereits allein die Menge der im Blut eines Patienten/einer Patientin anzutreffenden ctDNA und CTCs einige Rückschlüsse über die Tumorerkrankung sowie ihren weiteren Verlauf bietet, ist die Analyse von CTCs der Schlüssel für ein Monitoring, das zum Behandlungserfolg führt. Hierbei spielt das NGS eine entscheidende Rolle, da solche Hochdurchsatzsequenzierungstechnologien eine Sequenzierung des ganzen Genoms und Transkriptoms ermöglichen. Somit ist eine Analyse ganzer CTC-Populationen zu erreichen, die in Zukunft mit einer Detektion von Subgruppen und daraus folgend eine Unterscheidung von Tumoren ermöglichen kann. Auch Genmutationen, die zur Entwicklung, Progression und Arzneimittelresistenz führen, können so erkannt werden [33].

Im Idealfall könnte so ein Biomarker geschaffen werden, der eine Progression beziehungsweise ein Ansprechen oder ein Rezidiv unter einer zielgerechten Therapie vorhersagen kann. Dadurch könnten unnötige invasivere und belastende, diagnostische Verfahren vermieden werden und gleichzeitig auch die damit verbundenen Kosten [66].

Zu den Hürden, die noch für ein derartiges Vorhaben zu meistern sind, zählt die Isolierung und Detektion von CTCs durch die in Tabelle 1 angeführten Technologien. Welche sich davon dursetzen bzw. welche Kombination zum gewünschten Ziel führen wird, wird sich in den kommenden Jahren zeigen. Es zeichnet sich zum heutigen Zeitpunkt bereits ab, dass eine Verbindung aus CTC-Anzahl und entsprechender Genanalyse erfolgsversprechend ist [33].

3.9 Regulierungen

3.9.1 Analytik

Neben den beschriebenen laufenden Entwicklungen in der Liquid Biopsy gilt auch für diese, genauso wie für alle Labortestungen, dass im Verlauf Fehler auftreten können, die anschließend zu falschen Interpretationen und Therapieentscheidungen führen. Gewöhnlich unterscheidet man solche Fehler anhand der Phasen, in der sie entstehen und gliedert dabei in Präanalytik, Analytik und Postanalytik. Weiter ist bekannt, dass gehäuft die Präanalytik von Mängeln betroffen ist [67].

Bis zu 75% der Fehler entstehen in dieser Phase und verursachen neben einem möglichen Schaden für den Patienten/die Patientin vermeidbare und unnötige Behandlungskosten [68].

Die Präanalytik beinhaltet bei der Liquid Biopsy sowohl die Auswahl eines geeigneten Tests, die Probenentnahme als auch den Transport. Aufgrund der Bedeutung dieser Schritte ist ein standardisiertes Vorgehen für diese genannten Punkte in Zukunft notwendig [16].

So müsste für eine ordentliche Probengewinnung ein basaler ubiquitärer Standardeingriff, meist eine Blutentnahme, unter modifizierten Bedingungen stattfinden. Darunter ist zum Beispiel eine zeitlich adäquate Entnahme mit einem geeigneten Röhrchen sowie Abnahmebesteck und ähnliches zu verstehen. Gleichzeitig ist entscheidend, dass logistische Strukturen für die Liquid Biopsy am Abnahmeort und im Labor aufgebaut werden [56].

Um einen solchen Prozess voranzutreiben haben führende Unternehmen und Forschungseinrichtungen im Jahr 2008 das Projekt „SPIDIA“ ins Leben gerufen, das Standardisierung und Verbesserung voranalytischer Verfahren für die In-vitro-

Diagnostik vorantreiben soll. Seit dem Jahr 2017 wird dieses Vorhaben im Nachfolgeprojekt „SPIDIA4P“ umgesetzt, dessen Ziele sowohl die Stabilisation als auch das Handling und die Erforschung von Biomolekülen im Kontext der Liquid Biopsy beinhalten [16, 69]. Folgende **Tabelle 2** zeigt Präanalytische Faktoren, die das Resultat der ccfDNA Analyse beeinflussen können.

Präanalytischer Schritt mit Einfluss auf die ccfDNA	**Herausforderung**	**Empfehlung**
Blutentnahmeröhrchen	Ex vivo Freisetzung genomischer DNA von Leukozyten; PCR Inhibition	Verwendung eines hierfür vorgesehenen ccfDNA-Stabilisationsröhrchens oder eines EDTA Röhrchens, sollte ein solches nicht verfügbar sein
Zeit zwischen Blutentnahme und Plasmaverarbeitung	Ex vivo Freisetzung genomischer DNA von Leukozyten	Muss in Kombination mit der nachgeschalteten Anwendung verifiziert und validiert werden Im Falle von unstabilem EDTA Blut sollte die Prozessierung innerhalb von 2 bis 6 h durchgeführt werden
Plasma oder Serum	Ex vivo Freisetzung genomischer DNA von Leukozyten	Verwendung von Plasma
Plasmaverarbeitungsprotokoll	Unvollständige Auftrennung von Zellfraktionen; Mechanische Lyse der Blutzellen	Für EDTA Blut doppeltes Zentrifugationsprotokoll mit langsamer und schneller Zentrifugation verwenden; Anweisungen des ccfDNA-Röhrchenherstellers folgen
Plasma Lagerung	Reduktion der Ausbeute; verstärkte Fragmentation	Plasma nicht länger als 24h bei 2-8 °C lagern Bei -20°C oder -80°C einfrieren Vermeiden von wiederholtem Einfrieren/ Frost-Tau-Wechsel
DNA Reinigungsmethode	Suboptipale Kompatibilität mit Blutaufnahmeröhrchen; geringe Ausbeute aufgrund von DNA Verlust; isolierte ccfDNA Längen-Bias	Verifizierung und Validierung der DNA Vervielfältigungsmethode; Verwendung eines integrierten Systems aus Röhrchen und Besteck; Anweisungen des ccfDNA Röhrchenherstellers folgen
DNA Quantifizierung	Überhöhte Quantifizierung aufgrund von Verunreinigungen und Nachweislimitierungen der Spektrophotometrie	Verwendung von qPC – basierten Methoden, anstatt von Spektrophotometrie
DNA Lagerung	Reduktion der Ausbeute; verstärkte Fragmentation	Lagerung der ccfDNA bei unter -20°C oder weniger Vermeiden von wiederholtem Einfrieren/ Frost-Tau-Wechsel

Tabelle 2: Präanalytische Faktoren, die das Resultat der ccfDNA Analyse beeinflussen können [70].

3.9.2 Standardisierung

Möchte man die Liquid Biopsy als klinisches Werkzeug etablieren, sind eine einfache Handhabung und überdies robuste und reproduktive Arbeitsabläufe notwendig. Diese sollten in einem Multicenter-Setting erprobt und ausgearbeitet werden und alle Phasen der Analytik mit einbeziehen.

Auch bezüglich der zahlreichen neu aufgekommenen Liquid Biopsy-Technologien ist bisher keine davon imstande, einfache und kostengünstige, klinisch relevante Daten zu bieten. Die einzige von der FDA zugelassene standardisierte Anwendung ist CellSearch, ein immunomagnetischer Assay zur Detektion von CTCs. Selbst dessen Nutzen ist bis heute einigen Einschränkungen unterworfen [16, 71].

Eine wesentliche Erschwernis für eine zeitnah stattfindende Vereinheitlichung stellen die zahlreichen verschiedenen Technologien an sich dar. Da momentan noch keine Technologie bzw. Kombination sich als Goldstandard erwiesen hat, wird weiterhin an ihnen geforscht. Gleichzeitig ist die Integration dieser Technologien in Multicenter-Studien mit großem Aufwand verbunden und somit kaum von einzelnen pharmazeutischen oder akademischen Institutionen zu bewältigen. Um diese aktuelle und zukünftige Herausforderung zu stemmen, bedarf es einer globalen Zusammenarbeit [16].

Das CANCER-ID Konsortium, das im Jahr 2015 entstanden ist, ist ein solcher Zusammenschluss, bestehend aus 36 Partnern aus Akademie und Industrie, von insgesammt 13 Ländern überspannt. Ziel dieser Vereinigung ist die Erstellung von Standardprotokollen und die klinische Validierung von blutbasierten Biomarkern. Das Aufgabenfeld gliedert sich in drei Phasen und fünf work packages (WPs), wobei jedes davon von einem zuständigen Leiter gemanagt wird. Besonderes Augenmerk liegt auch hier auf den bereits beschriebenen Beispielen des Burstkrebs und der Lungentumoren [72, 73].

Eine Veranschaulichung der einzelnen Arbeitsphasen stellt **Abbildung 3** dar.

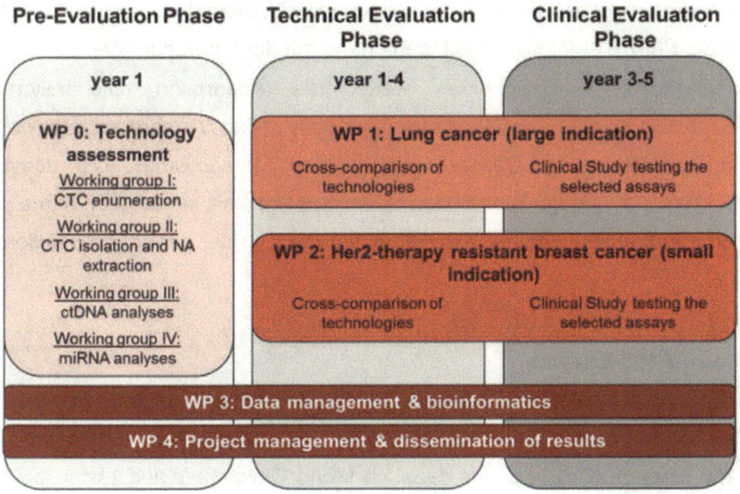

Abbildung 3: CANCER-ID Arbeitsphase [73].

4 Pharmakogenetik

Damit ein Arzneimittel wirken kann, muss es an seinem Zielort bzw. der Zielstruktur in ausreichender Konzentration und über eine gewisse Zeit vorhanden sein. Dazu ist vor allem die richtige Anwendung des Medikamentes notwendig, die einer ausreichenden Compliance seitens des Patienten/der Patientin bedarf. Doch trotz optimaler Einnahme kann es zu einem zu niedrigen oder zu hohen Wirkungsspiegel kommen [74].

Ursache dieses Phänomens sind individuelle genetische Unterschiede, die im klinischen Alltag sowohl zu Therapieversagen, unerwünschten Arzneimittelwirkungen als auch Wechselwirkungen bei simultaner Gabe verschiedener Medikamente, die den gleichen Abbauweg beschreiten, führen. Dies kann sich beim Patienten/bei der Patientin durch einfache Befindlichkeitsstörungen, bis hin zu einer lebensbedrohlichen Situation äußern [75].

Diese Abläufe basieren auf der individuellen Pharmakodynamik und Pharmakokinetik eines Patienten/einer Patientin [74].

4.1 Pharmakokinetik

Die Pharmakokinetik beschäftigt sich mit der Wirkung des Organismus auf den Arzneistoff und bildet durch ihre Erkenntnisse die Grundlage für eine effektive und

sichere Therapie. Die einzelnen Phasen, die der Arzneistoff dabei durchschreitet, sind hierbei im LADME-Prinzip aufgeschlüsselt, beginnend mit der Liberation [75].
Bei der Pharmakokinetik entscheiden weiter die Absorption, Distribution, Metabolismus und Elimination eines Medikamentes über seine Wirksamkeit bzw. die seines Metaboliten. Besondere Beachtung findet der Metabolismus. Die damit verbundenen Enzyme, die an der Biotransformation beteiligt sind, unterliegen oftmals einer genetischen Variabilität, die ihre Aktivität einschränken oder gar völlig ausfallen lassen kann [76].

4.1.1 Cytochrom-P450-Enzyme

Die Biotransformation teilt sich in 2 Phasen. Die erste beinhaltet einen oxidativen Prozess, während die zweite durch eine Konjugationsreaktion beschritten wird. Cytochrom-P450-Enzyme (CYP) agieren dabei als Mono-Oxygenase und leistet somit einen wichtigen Beitrag zur Phase I [77].
Zur bedeutendsten Multigenfamilie zählen die CYPs, die eine Schlüsselrolle in der Elimination zahlreicher Medikamente spielen [78]. Dabei ist zu beobachten, dass mehr als 90% aller oxidativen Arzneimittelreaktionen durch nur eine Hand voll CYPs wie CYP1A2, CYP2C9, CYP2D6, CYP2E1 und CYP3A4 katalysiert werden. Hervorgehoben werden muss zudem das Enzym CYP3A4, welches beim Abbau von mehr als 50% aller Arzneistoffe beteiligt ist [75]. Einen Überblick über weitere wichtige Enzyme der Phase I des Arzneimittel- bzw. Fremdstoff-Stoffwechsels mit einem erblichen Polymorphismus bietet die **Tabelle 3.**

Phase des Arzneimittel- bzw. Fremdstoff-Stoffwechsels	**Funktionelle Bedeutung des Polymorphismus**	**Häufigkeit homozygoter genetischer Varianten bei Kaukasiern**	**Bedeutung u.a für folgende Arzneistoffe**
CYP1A2	Hohe Induzierbarkeit	46 %	Clozapin, Imipramin, Koffein, Lidocain, Paracetamol, Theophyllin
CYP2A6	Reduzierte Aktivität	1 %	Fadrazol, Halothan, Losigamon, Nikotin, Tegafur
CYP2B6	Reduzierte Aktivität	2 %	Bupropion, Propofol
CYP2C8	Unklar	2 %	Carbamazepin, Cerivastatin, Paclitaxel, Pioglitazon, Rosiglitazon, Tolbutamid, Verapamil, Warfarin

CYP2C9	Reduzierte Aktivität	1–3 %	Celecoxib, Clopidogrel, Diclofenac, Fluvastatin, Glibenclamid, Ibuprofen, Losartan, Phenprocoumon, Phenytoin, Piroxicam, Sildenafil, Tolbutamid, Torasemid, Warfarin
CYP2C19	Fehlende Aktivität	3 %	Diazepam, Lansoprazol, Omeprazol, Pantoprazol, Proguanil, Propranolol, Rabeprazol
CYP2D6	Fehlende Aktivität Extrem hohe Aktivität durch Genduplikation	7 % 2–3 %	Ajmalin, Amitriptylin, Carvedilol, Codein, Flecainid, Fluoxetin, Galanthamin, Haloperidol, Metoprolol, Mexiletin, Ondansetron, Propafenon, Tamoxifen, Timolol, Tropisetron
CYP3A5	Keine Aktivität	90 %	Chinidin, Cyclosporin A, Cortisol, Dapson, Diltiazem, Erythromycin, Lidokain, Midazolam, Nifedipin, Paclitaxel, Sildenafil, Simvastatin, Tacrolimus, Triazolam, Verapamil, Zolpidem

Tabelle 3: Enzyme der Phase I des Arzneimittel- bzw. Fremdstoff-Stoffwechsels mit einem erblichen Polymorphismus [76].

4.1.2 Nomenklatur

Cytochrom P450 erhielt seinen Namen 1961, weil sein Pigment, wenn reduziert und an Kohlenmonoxid gebunden, eine spektrale Höchstempfindlichkeit von 450 nm aufweist [79].

Die CYP - Proteine werden, ausgehend von dem Anteil der Übereinstimmung ihrer Aminosäuresequenzen, in Familien und Subfamilien unterteilt. Stimmt die Aminosäuresequenz zweier CYP - Proteine zu > 40% überein, so gehören sie in dieselbe Familie, welche mit einer arabischen Ziffer beschrieben wird. Wenn zwei CYP Proteine zu > 55% in ihrer Aminosäuresequenz übereinstimmen, werden sie zusätzlich in dieselbe Subfamilie klassifiziert, welche mit einem Buchstaben beschrieben wird. Einzelne Gene werden schließlich durch eine arabische Ziffer gekennzeichnet [80]. Ein Überblick zur Nomenklatur am Beispiel des CYP2D6 ist der **Abbildung 4** zu entnehmen.

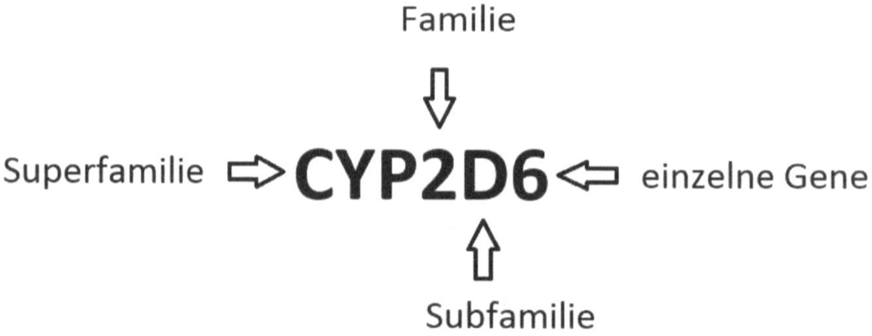

Abbildung 4: Nomenklarur der CYP Proteine [81].

Die ersten 100 Familien schließen CYP - Proteine von Tieren ein (CYP1- 49), von niederen Eukaryonten (CYP51-69) und von Pflanzen (CYP71-99). Bakterielle CYP - Proteine gehören zu jenen CYP - Familien ab CYP100 und weiter [80].

4.1.3 CYP2D6

Ein weiteres relevantes Enzym ist CYP2D6, das an der Metabolisierung von > 25% der in den USA vermarkteten Medikamente beteiligt ist [82]. Anhand von Allel Kombinationen, die den CYP2D6 Phänotyp bestimmen, wird zudem je nach Enzymaktivität in langsame, intermediäre, schnelle und ultraschnelle Metabolisierer unterteilt [83]. Die Häufigkeit der einzelnen Typen variiert zwischen den verschiedenen Bevölkerungsgruppen. So kommen langsame Metabolisierer bei Kaukasiern zu ca. 7-10% vor, Ultraschnelle seltener mit meist unter 5%, die jedoch in Nordafrika mit über 20% vertreten sind [84].

Ursachen hierfür sind beispielsweise ein autosomal-rezessiver Defekt auf Chromosom 22, der zu einem langsam metabolisierenden Phänotyp führt, während sich ein Ultraschneller aus einer Vervielfältigung des kompletten CYP2D6-Gens bis hin zu 13 Kopien ergibt. Daraus entstehen inadäquate Effekte nach Gabe von Standarddosen von häufig im klinischen Alltag eingesetzten Medikamenten, die durch CYP2D6 abgebaut werden [75]. Neben der beschriebenen Wirkung auf den Metabolismus haben diese Enzyme auch Einfluss auf die individuelle Empfindlichkeit bezüglich Toxizität und Allergien gegenüber verschiedensten Substanzen [78].

4.2 Pharmakodynamik

Die Pharmakodynamik beschäftigt sich mit der Wirkung eines Arzneimittels auf den menschlichen Organismus. Hierbei können strukturunspezifische Wirkungen, die hauptsächlich auf physikalischen Eigenschaften beruhen, von strukturspezifischen biochemischen Wesensarten unterschieden werden. Diese Eigenschaften führen zum Interagieren mit Rezeptoren und beeinflussen sowohl spannungsabhängige Ionenkanäle als auch zelluläre Transportmechanismen und Enzyme [75]. **Tabelle 4** zeigt den Einfluss polymorpher Gene auf Strukturen auf und beschreibt ihre Auswirkung.

Gen	Arzneimittelbeispiel	Klinische Auswirkung
Beta-2-Adrenozeptor (ADRB2)	Albuterol Isoproterenol	Unterschiedliche Bronchodilatation bei bestimmten Allelen Tachyphylaxie, Agonist-vermittelte Desensibilisierung und Wirkung von Genotyp abhängig
Dopamintransporter (DAT1)	L-Dopa	Auftreten von Psychose oder Dyskinesie, möglicherweise Ansprechen auf antidepressive Arzneitherapie
5-Lipoxygenase (ALOX5)	Zileuton	Keine antiasthmatische Wirksamkeit bei Trägern der Tandem-Repeat-Promotor-Variante
Apolipoprotein E (APOE)	Tacrin	Wirksam nur bei ApoE4-negativen Patienten/Patientinnen mit M. Alzheimer
Spannungsabhängiger Kaliumkanal Typ 2 (KCNE2)	Sulfamethoxazol Procainamid Oxatomid	Arzneimittel-induziertes Long-QT-Syndrom bei Trägern der Variante
Glycoprotein IIIa (ITGB3)	Thrombozytenaggregationshemmer (Aspirin, Abciximab)	Geringere Wirksamkeit bei Trägern von PL^{A2}
Cholesterylestertransferprotein (CETP)	Pravastatin	Verlangsamte Entwicklung einer koronaren Arteriosklerose nur bei Trägern von B1B1
α-Adducin (ADD1)	Hydrochlorothiazid (HCT)	Bei Kochsalzreduktion und Therapie mit HCT stärkerer Blutdruckabfall bei Trägern von 460Gly/Trp
Angiotensin konvertierendes Enzym (ACE)	Enalaprilat	Langer anhaltende und stärkere Wirksamkeit bei Trägern des Genotyps Ins/Ins

Tabelle 4: Polymorphe Gene mit Einfluss auf die Arzneimittelwirkung am Rezeptor oder an anderen Zielstrukturen [76].

4.3 Therapeutisches Drug Monitoring (TDM)

Pharmakokinetische Parameter unterliegen erheblichen individuellen Schwankungen, was dazu führen kann, dass die Gabe einer Normaldosis sehr unterschiedliche Plasmakonzentrationen beim jeweiligen Patienten/bei der jeweiligen Patientin hervorrufen kann [75]. Vor allem bei Medikamenten mit einer geringen therapeutischen Breite ist ein solche Überwachung von großer Bedeutung [85]. Beispiele für solche Arzneimittel finden sich viele, wie zum Bespiel die Herzglykoside Digoxin und Digitoxin in der Kardiologie oder zahlreiche trizyklische Antidepressiva in der Psychiatrie [75].

Tabelle 5 zeigt einen Überblick über Arzneistoffe, die für TDM geeignet sind.

Arzneistoffe	Beispiele
Antiepileptika	Phenytoin, Phenobarbital, Primidon, Carbamazepin, Ethosuximid, Valproinsäure, Lamotrigin
Herzglykoside	Digoxin, Digitoxin
Antiarrhythmika	Amiodaron, Lidocain, Procainamid, Chinidin, Disopyramid
Theophyllin, Coffein	
Methotrexat	
Lithium	
Trizyklische Antidepressiva	Amitriptylin, Nortriptylin, Imipramin, Desipramin, Trimipramin
Aminoglykoside	Amikacin, Gentamicin, Netilmicin, Tobramycin
Vancomycin	
Chloramphenicol	
Flucytosin	
Cyclosporin, Tacrolimus	

Tabelle 5: Arzneistoffe die für TDM geeignet sind [75].

4.3.1 Traditionelles Therapeutisches Drug Monitoring (TDM)

Im Rahmen des traditionellen TDM wird die Dosis oftmals aufgrund individueller Parameter wie Alter, Gewicht, Leber- und Nierenfunktion angepasst [86]. Auf Basis mathematischer Modelle wird dadurch versucht eine optimale Dosierung zu finden, um den therapeutischen Effekt schnell zu erreichen und gleichzeitig die Nebenwirkungen gering zu halten. Zu diesem Zweck bedarf es einer genauen Kenntnis wirksamer Plasma- bzw. Serumkonzentrationsbereiche sowie zuverlässiger Nachweisverfahren [75]. Man geht weiter nach der Methode „Versuch und Irrtum" vor [77].

4.3.2 Maßgeschneiderte Therapie

Die Pharmakogenetik ermöglicht die Auswahl einer individual angepassten Medikamentendosis basierend auf den genetischen Gegebenheiten des Patienten/der Patientin. Durch diese Methode kann die optimale Dosierung bereits vor der Applikation erfolgen und benötigt im Normalfall keiner Korrektur [77]. Bisherige Dosisalgorithmen können verbessert oder neue geschaffen werden [87]. Somit kann schneller ein adäquater Wirkspiegel erreicht werden [88]. Nebenwirkungen, die aus einer Über- oder Unterdosierung hervorgehen, können so weitgehend vermieden werden [89].

Ein Musterbeispiel in diesem Zusammenhang ist Warfarin, das als Vitamin-K-Antagonist eines der am häufigsten verschrieben Antikoagulantien darstellt. Bei bis zu 20% der Patienten/Patientinnen kommt es im Rahmen von therapiebedingten Nebenwirkungen zu Hospitalisationen. Das International Warfarin Pharmacogenetics Consortium (IWPC) hat zur Senkung der Anzahl dieser Zwischenfälle einen Algorithmus entwickelt, der neben traditionellen Parametern wie Alter, Gewicht, Größe, Rasse und Einnahme anderer Medikamente auch genetische Variationen von beispielsweise CYP2C9 und die VKORC1 Gene berücksichtigt [87]. Es wurde gezeigt, dass diese Methode sich am besten eignet, um eine ideale Dosierung zu erreichen [90].

Auch für Patienten/Patientinnen, für welche momentan noch keine maßgeschneiderte Therapie bzw. Dosierung zur Verfügung steht, da sie an einer seltenen Erkrankung leiden, könnte mit Hilfe der Pharmakogenetik eine pharmakotherapeutische Perspektive entstehen [77].

4.3.3 Verfügbarkeit

Neben den zuverlässigen Ergebnissen und Kosten spielt auch die zeitnahe Verfügbarkeit eines Laborresultates eine entscheidende Rolle. Im Fall von Warfarin wartet man 3-7 Tage, was eine suffiziente Einstellung ermöglicht. Bei vielen Testungen wird auch mehr Zeit benötigt, was nicht zuletzt auf logistische, infrastrukturelle und kostenbezogene Hindernisse zurückzuführen ist [88].

Der Aufbau einer für diese Aufgabe angemessen Infrastruktur ist wohl der Schlüssel, um die Pharmakogenetik im klinischen Alltag zu etablieren [91]. Zudem bedarf es neben einer schnellen Verfügbarkeit, einfach zu nutzende und robuste Technologien, auch geschultes Laborpersonal. Dies wird anschließend darüber entscheiden, ob diese Tests praktische Ärzte/Ärztinnen überzeugen können und so angewendet werden [87].

4.4 Ökonomische Aspekte

In den USA sterben geschätzt jährlich rund 106.000 Menschen an unerwünschten Medikamentennebenwirkungen und auch in Deutschland sind 3,25% aller Krankenhausaufenthalte auf Arzneimittelnebenwirkungen zurückzuführen und tragen so zu den Gesamtkosten für Behandlungen mit insgesamt 434 Millionen Euro pro Jahr bei [92].

Am bereits erwähnten Beispiel des Warfarins zeigt sich hierbei erneut, welches Potenzial sich in der Pharmakogenetik verbirgt. Laut der FDA lassen sich allein durch die Testung von CYP2C9 und VKORC1 Genen Einsparungen im Gesundheitssystem von geschätzten 1,1 Milliarden US-Dollar pro Jahr erreichen und zudem 85.000 schwerwiegende Blutungsereignisse sowie 17.000 Schlaganfälle verhindern [93].

4.4.1 Kosten-Nutzen-Verhältnis verschiedener Medikamente

Neben den direkten Krankheitskosten für Behandlungen entsteht zusätzlich ein Verlust an Produktivität durch Krankenstände und Folgeerkrankungen. Rechnet man diese Ausfälle mit ein, ergeben sich allein für das Beispiel Depression insgesamt 210,1 Milliarden US-Dollar. Durch eine pharmakogenetische Testung konnte bei dieser Erkrankung eine signifikant höhere Remissionsrate erreicht und die Anzahl der Non-Responder bemerkenswert gesenkt werden, was zu ökonomischen Kosteneinsparungen führt, die die Ausgaben für die Analyse mehr als decken [94].

Selbstverständlich gibt es bei der Vielzahl an Medikamenten unterschiedliche Kosten-Nutzen-Verhältnisse [92]. Eine Metaanalyse zeigte bei der Zusammenschau von 44 wirtschaftlichen Bewertungen, dass 27% von Kostenersparnissen und 30% von Kosteneffizienz ausgehen, wohingegen nur 25% zu der Einschätzung kommen, dass sich die pharmakogenetische Analyse nicht rechnet [95].

Ein genauer Überblick über die Verteilung der Bewertungen der einzelnen Medikamente ergibt sich aus **Abbildung 5**, wobei in *(a)* die gesamte Kosteneffektivität von pharmakogenetischen Testungen und in *(b)* die Kosteneffektivität nach Medikamenten geordnet dargestellt ist. In *(c)* und *(d)* werden ebenfalls das Kosten-Nutzen-Verhältnis behandelt, jedoch in einem Szenario in dem keine Kosten für die Genanalyse anfallen [95].

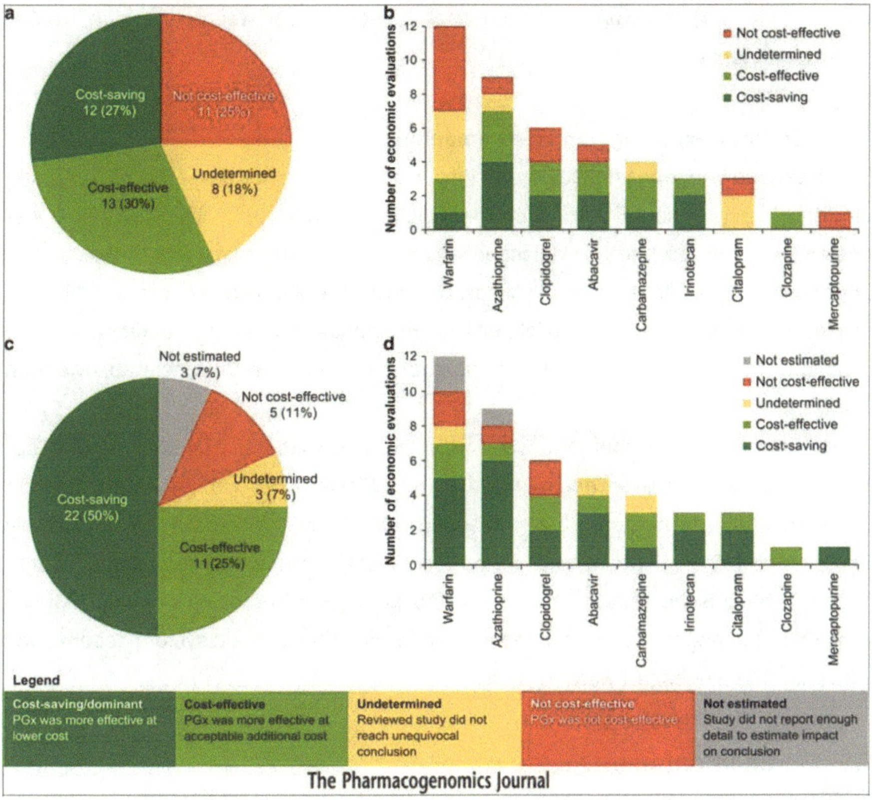

Abbildung 5: Kosteneffizienz pharmakogenetischer Testungen [95].

Wie sich in **Abbildung 5** zeigt, spielen die Kosten für die pharmakogenetische Analyse eine erhebliche Rolle seitens der Effizienz. Diese wiederum sind eng mit der Entwicklung und Verbesserung von Sequenzierungsmethoden verbunden [95].

Trotz der Kosten für die pharmakogenetische Untersuchung muss betont werden, dass diese, im Gegensatz zum klassischen Monitoring, nur einmal im Leben notwendig ist und anschließend für weitere verordnete Medikamente herangezogen werden kann [96]. Unter der Berücksichtigung, dass in Deutschland jährlich rund 13,88 Verschreibungen pro gesetzlich Versicherten/Versicherte anfallen und zudem auch zahlreiche nicht verschreibungspflichte Medikamente hierbei noch nicht berücksichtig sind, könnte sich eine pharmakogenetische Testung bei weiter fallenden Kosten zunehmend lohnen [96, 97].

4.4.2 Optimale Nutzung von Medikamenten

Eine individuell angepasste Dosierung führt nicht nur zu einer besseren Wirkung und Verträglichkeit, sondern hat auch finanzielle Vorteile [98]. In Anbetracht der Kostenexplosion bei neu zugelassen Arzneimitteln, vor allem für onkologische Erkrankungen, stellt sich der Anspruch eines adäquaten Nutzens [99]. Die Pharmakogenetik bietet die Möglichkeit Non-Responder frühzeitig zu erkennen und so unnötige Therapien mit allen damit verbundenen Risiken im Vorhinein abzuwenden [100].

Schon jetzt steht für über 160 von der FDA zugelassene Arzneimittel eine auf Pharmakogenetik basierende Auswahl an Dosierungen mit entsprechenden Guidelines zur Verfügung. Sie umfassen ein breites Spektrum an klinischen Disziplinen [101]. Sollte sich die technische Innovation fortsetzen, wären pharmakogenetische Untersuchungen für 50 Dollar vor Therapien denkbar [88]. So könnten mit geringen Aufwendungen Kosten für das Gesundheitssystem gesenkt und Medikamente eingespart werden [101].

4.5 Medikamentenentwicklung

Normalweise wird bei der Arzneimittelentwicklung ein Medikament anhand von Patienten/Patientinnen mit zufälligen genetischen Dispositionen, aufgrund derer einige schlechter als andere auf die Behandlung ansprechen, erforscht. Daher ist eine größere Anzahl an Probanden/Probandinnen notwendig, um einen signifikanten Effekt aufzuweisen. Mit Hilfe der Pharmakogenetik könnte man in diesem Zusammenhang eine gezieltere Auswahl für klinische Studien treffen. Dadurch würden sich Kosten einsparen lassen, da kleinere Gruppen untersucht werden könnten. Weiter könnte die Pharmakogenetik im Vorhinein Studienteilnehmer/Studienteilnehmerinnen mit erhöhtem genetischen Risiko für Nebenwirkungen ausschließen [102]. Einen Überblick über die Rolle der Pharmakogenetik beziehungsweise der Pharmakogenomik in der Medikamentenentwicklung gibt **Tabelle 6**.

Stufe	Anwendung von Pharmakogenetik/Pharmakogenomik
Wirkstoffziel Identifikation	Identifikation und Charakterisierung der Genkodierung für das Wirkstoffziel und zur Beurteilung der Variabilität

Phase I. der klinischen Studie	Patientenauswahl/Patientinnenauswahl, Inklusions- /Exklusionskriterien; Auswahl des Dosisbereichs
Phase II. der klinischen Studie	Dosismodifizierung
Phase III. der klinischen Studie	Interpretation der Versuchsergebnisse basierend auf den pharmakogenetischen Testergebnissen
Phase IV. der klinischen Studie	Analyse der berichteten Nebenwirkungen mittels pharmakogenetischen Tests
Regulatorische Fragen	Voraussetzungen für die Einreichung pharmakogenetischer Daten während der Entwicklung durch die FDA
Therapeutika	Personalisierung der Medikamententherapie; pharmakogenetische Daten in der Arzneimittelkennzeichnung; Identifikation von Respondern und Non-Respondern; Identifikation von Hochrisikogruppen für Nebenwirkungen

Tabelle 6: Anwendung pharmakogenetischer / pharmakogenomischer Methoden in verschiedenen Stadien der Arzneimittelentwicklung [103].

Unter Berücksichtigung der genannten Aspekte könnte auch eine verkürzte Entwicklungszeit resultieren, sodass nicht mehr wie bisher 10-12 Jahre für die Marktreife benötigt werden, sondern gegebenenfalls nur noch 3-5 Jahre [77].

Ein weiteres Werkzeug, das zur Effizienz und Sicherheit bei der Medikamentenentwicklung beitragen kann, ist ein besseres Verständnis der genetischen Faktoren, die zur Variabilität der Arzneimittelwirkung führen. Durch eine immer größere Einsicht in Zusammenhänge können grundlegende Mechanismen auf genetischer Ebene verstanden und Nebenwirkungen vermieden werden [104].

5 Big Data

Sowohl die personalisierte Medizin als auch explizit die Liquid Biopsy und die Pharmakogenetik benötigen als Forschungsgrundlage eine große Menge an erhobenen Daten [87, 105]. Zudem ist zu beobachten, dass in der Wissenschaft ein Umbruch stattgefunden hat. Deutlich wird dies daran, wie heutzutage neue

Erkenntnisse gewonnen werden. Wo früher noch hypothesengenerierende Forschung im Vordergrund stand, hat sich nun ein datenbasierter Ansatz etabliert [106].

5.1 Definition

Die gängige Definition des Begriffes "Big Data“ leitet sich von den sogenannten vier V-Kriterien ab. Dazu zählen „volume“, was auf die enormen Datenmengen hinweist, „velocity“, die Geschwindigkeit, in der diese Daten generiert und abgerufen werden, sowie „variety“, da diese Daten oftmals sehr unterschiedlich sind oder auch aus heterogenen Quellen stammen. Das letzte Kriterium ist „veracity“, das eine unterschiedliche Gültigkeit oder Qualität der Information beschreibt [107].

Die Wortherkunft von "Big Data“ bezieht sich auf die bis in die Terabyte reichende Datenmenge, die durch neue Technologien generiert und auch in Zukunft ansteigen wird. Gleichzeit befasst sich diese Information mit den kleinsten pathologischen Veränderungen von Nukleoiden und Proteinen auf molekularer Ebene [108].

Eine weitere Verdeutlichung der Ansprüche von "Big Data“ stellen die fünf 5Ps dar: Prediction, Personalization, Prevention, Participation and Prognosis. Diese zeigen die wichtige Rolle, die große Datenmengen vor allem in der personalisierten Medizin haben [109].

5.2 Daten

5.2.1 Datenerfassung

In der Medizin sind sowohl strukturierte als auch unstrukturierte Daten von Bedeutung. Strukturierte Daten sind beispielsweise Daten wie Laborwerte und auch teilweise Bilddokumente [110]. Diese haben eine vorgegebene Formatierung, die am Beispiel von Laborwerten durch eine Erfassung in vorgegebene Einzeldatenfelder entsteht. Sind die Eingaben selbst im jeweiligen Feld beliebig möglich und nicht ebenfalls strukturiert, werden die entstehenden Daten als semistrukturiert bezeichnet [111].

Im Gegensatz dazu stehen unstrukturierte Daten, wie beispielsweise Texte im Rahmen von Befundberichten und Arztbriefen, welche geschätzt rund 80% der gesamten Datenmenge ausmachen [111, 112].

Die Herausforderung hierbei für Big Data ist es, diese unterschiedlichen Quellen und Qualitäten zu strukturierten, Datenbanken zusammenzufassen und somit einen Zugang zu diesen Informationen zu ermöglichen [109].

5.2.2 Analyse

Die Anwendung von Big Data Analysen verspricht zahlreiche Verbesserungen, wie z.B ein besseres Verständnis von Krankheitsmechanismen, eine frühzeitige Erkennung von Metastasierung sowie eine Optimierung der Behandlung und zahlreiche andere Fortschritte für Patienten/Patientinnen [113].

Durch die retrospektive Sichtung von teilweise über Jahrzehnte zusammengetragenen Informationen großer Kohorten lassen sich nicht nur genetische, sondern auch umweltbedingte Risikofaktoren identifizieren sowie notwendige Präventionsmaßnahmen schaffen [114].

Mit Hilfe von neu entwickelten Algorithmen können große Datenmengen nach Kombinationen von Merkmalen und Korrelationen mit Krankheiten durchsucht und so anschließend neue Zusammenhänge erkannt werden. Diese Erkenntnisse können dann als Grundlage für weitere Forschung verwendet werden und auch als Werkzeuge, zum Beispiel für Vorhersagemodelle, dienen [115].

5.3 NAKO-Gesundheitsstudie

Ein Beispiel dafür wie große Datenmenge zusammengetragen werden, ist die NAKO-Gesundheitstudie [114]. NAKO steht für Nationale Kohorte und bezieht sich auf die je 100.000 Frauen und Männer im Alter von 20-69 Jahren, die an dieser Studie teilnehmen. Die Studie ist ein gemeinsames Projekt von Wissenschaftlern und Wissenschaftlerinnen der Helmholtz- und der Leibniz-Gemeinschaft, Universitäten und anderen Forschungsinstituten [116].

Der Startschuss für diese Langzeit-Bevölkerungsstudie ist bereits im Jahr 2014 gefallen [117]. In den 18 Studienzentren werden jeweils mindestens 10.000 Studienteilnehmer/Studienteilnehmerinnen medizinisch untersucht, befragt und über die geplante Dauer von 25-30 Jahren weiter beobachtet [114].

5.3.1 Studienaufbau

Die NAKO-Gesundheitsstudie besteht aus zwei Intensitätslevel, wobei die zunächst 200.000 Teilnehmer/Teilnehmerinnen ein persönliches, standardisiertes computergestütztes Interview führen, Fragebogen ausfüllen, sowie körperliche und medizinische Untersuchungen erhalten. Für eine zentrale Biodatenbank werden Blutproben und andere Biomaterialen entnommen [118]. Im Rahmen der zwei Stufen werden zudem 40.000 Probanden/Probandinnen, je 20% der

Teilnehmer/Teilnehmerinnen eines Studienzentrums, ausgewählt, um an weiteren tiefergreifenden Untersuchungen und Befragungen teilzunehmen [116]. Eine Auflistung aller Untersuchungen stellt die **Tabelle 7** da.

Bioproben	**Medizinische Untersuchungen**
Blut	Blutdruckmessung
DNA	Körpergröße und Gewicht
RNA	Taillenumfang
Urin	Bioimpedanz-Analyse (BIA)
Speichel	12-Kanal-EKG
Nasenabstrich	Oraler Glukosetoleranztest
Stuhl	Lungenfunktionstest
	Ankle-brachial index
Laboranalysen	Neurokognitive Tests
Gesamt-, HDL-Cholesterin, Harnsäure, Kreatinin	Handgreifkraft
LDL-Cholesterin	Zahnstatus/Munduntersuchung
Triglyzeride (nicht-nüchtern)	Glykosylierte Endprodukte in der Haut
Kleines Blutbild	3D-Echokardiografie
HbA1c	Langzeit-EKG
Glukose	Hörtest
	Untersuchungen zur Augengesundheit
	Riechtest
	Ganzkörper-MRT

Tabelle 7: Bioproben, medizinische Untersuchungen und Laboranalysen der NAKO Studie [119].

Neben den genannten zwei geplanten Level bietet das Studienkonzept auch die Möglichkeit der Einrichtung von Projekten in einem dritten Level, in dem Untersuchen und Analysen noch weiter ausgebaut werden können [120].

5.3.2 Zeitlicher Verlauf

Bereits 2009 hatten die Vorbereitungen sowie Pilotstudien und Vortests für das Großprojekt begonnen. Nach der Rekrutierung im Jahr 2013 konnte dann im Folgejahr mit den Erstuntersuchungen begonnen werden, die bis ins Jahr 2018 reichten. Momentan laufen bereits die Folgeuntersuchungen, die in den kommenden Jahren abgeschlossen werden sollen [116].

Gleichzeitig haben auch die aktiven Beobachtungen sowie die weiteren Befragungen per Post begonnen. Die bisher erhobenen Daten werden aktuell bereits für epidemiologische Studien verwendet [117].

Einen Überblick über den Projektverlauf weist **Abbildung 6** auf.

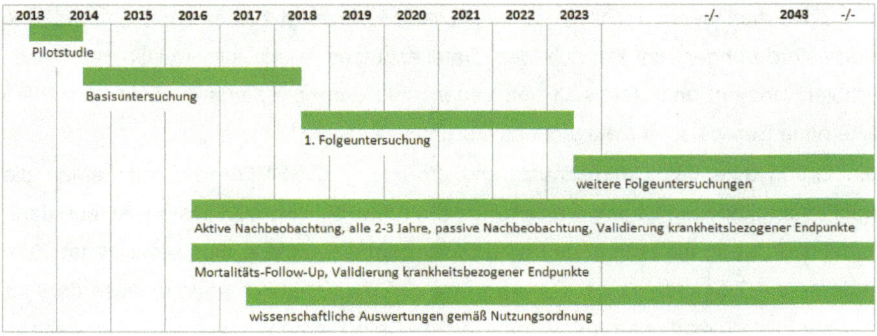

Abbildung 6: Projektverlauf der Gesundheitsstudie NAKO [120].

5.3.3 Ziele

Die NAKO-Gesundheitsstudie hat die Ursachenerforschung von schwerwiegenden chronischen Erkrankungen zum Ziel. Dazu zählen kardiovaskuläre Erkrankungen, Krebs, Diabetes, neurodegenerative und psychiatrische Erkrankungen, Erkrankungen des Bewegungsapparates, Atemwegserkrankungen und Infektionskrankheiten [116].

Es soll eine genauere Quantifizierung von Risikofaktoren und ihrem Beitrag zur Krankheitsentstehung ermöglicht werden, die folgend einer Präventionsmaßnahme bedürfen. Auch genetische Ursachen können mit der Studie beobachtet und Prädispositionen erkannt werden [114].

Auch sozio-ökonomische und psychosoziale Faktoren wie Bildung, Einkommen und Status, beziehungsweise Persönlichkeitsmerkmale, chronischer Stress und soziales Arbeitsumfeld werden bezüglich ihres Einflusses auf die Gesundheit untersucht. Zusätzlich werden auch weitere Daten aus anderen Quellen wie Krankenversicherungsunterlagen herangezogen und gesammelt, um Korrelationen von sozioökonomischen Ungleichheiten und dem Auftreten von Krankheiten zu identifizieren [116].

Das gewonnene Wissen soll anschließend die Gesundheitssituation und Lebensqualität der Bevölkerung im 21. Jahrhundert verbessern [119].

5.4 Datenschutzgrundverordnung (DSGVO)

Big Data sowie immer größere Zusammenarbeit im Rahmen der Globalisierung und das Entstehen neuer technischer Möglichkeiten erzeugt bisher nicht dagewesene Herausforderungen im Bereich des Datenschutzes. Auch die Politik hat dieses Problem erkannt und stellt sich den neuen Anforderungen, indem sie im Jahr 2016 eine neue Europäische Datenschutzverordnung erlässt [121].

Die Grundsätze der Datenschutzgrundverordnung (DSGVO) sind zum einen die Rechtmäßigkeit der Datenverarbeitung. Die Verarbeitung von Daten ist nur dann genehmigt, wenn die betroffene Person oder der Gesetzgeber dies bewilligt hat. Zum anderen die Transparenz der Datenerhebung. Betroffene Personen müssen darüber in Kenntnis gesetzt werden, wann welche Daten erhoben werden. Ein weiterer Grundsatz ist die Zweckbindung der Daten, das heißt die Datenverarbeitung darf nur für jenen Zweck und zu dieser Zeit genutzt werden, für welche die Daten erhoben wurden. Weiter folgt der Grundsatz Datenminimierung, das bedeutet jene Daten, die eine Identifizierung einer Person ermöglichen, sollen nur so lange gespeichert werden, wie es zum erfüllen des Zweckes nötig ist. Darüber hinaus wird auch die Richtigkeit und die Vollständigkeit der erhobenen Daten betont, falsche oder unvollständige Informationen müssen berichtigt werden. Der letzte Grundsatz verlangt einen sicheren und vertraulichen Umgang mit den personenbezogenen Daten [122]. Einen Überblick der Grundsätze der Datenschutzverordnung zeigt **Abbildung 7**.

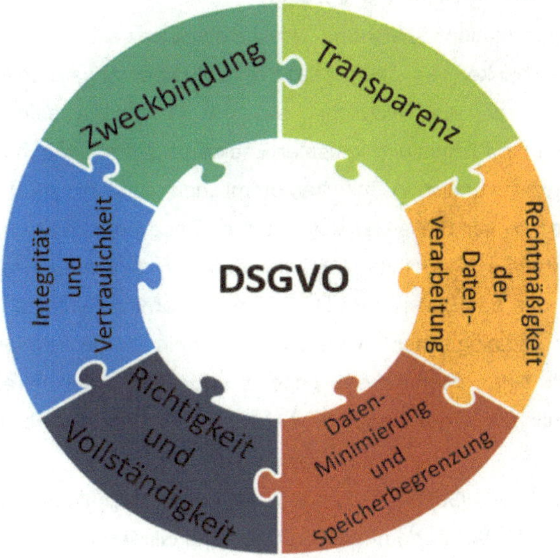

Abbildung 7: DSGVO Grundsätze [122].

Da Gesundheitsdaten höchst sensible persönliche Informationen beinhalten, sind sie im besonderen Maße zu schützen und vor ihrer Analyse ist grundsätzlich eine Einwilligung notwendig. Zudem kann die Erhebung von Daten, wie beispielsweise DNA-Analysen, nicht nur Aussagekraft über die jeweilige untersuchte Person enthalten, sondern auch Aufschluss über Prädispositionen und Erkrankungen naher Verwandter bieten [123].

5.5 Technische Umsetzung

Die rasante Entwicklung von Big Data stellt nicht nur bei der Erhebung von Daten eine Herausforderung dar, sondern auch in der Speicherung, dem Transfer, der Datenübertragung und der Sicherheit. Dies führt dazu, dass die Speicherung, Analyse und der Schutz der Daten möglicherweise finanziell stärker ins Gewicht fallen als die Erhebung von Daten [124].

Bezüglich der Datenmenge werden bereits heute viele Megabytes pro Patient/Patientin gespeichert [125]. Für spezielle Anwendungen, die noch erheblich aufwendigere Speicherungen und Netzwerktransfers im Rahmen von Big Data benötigen, sind Kliniken nicht ausreichend ausgestattet [126].

Zudem werden bei der Informationsgewinnung, wie beispielsweise bei der NAKO-Gesundheitstudie, Biodatenbanken verwendet. Diese müssen über längere Zeiträume eine hohe Qualität aufweisen und möglichst frei von Artefakten sein [118]. Auch die Analyse der Daten zur Ermittlung kausaler Effekte zeigt bisher noch keinen wirklich qualitativen Sprung verglichen mit herkömmlichen Studien [126]. Eine wirkliche Chance bietet an dieser Stelle das sogenannte „Deep Learning“, das sich nicht nur auf zuvor erstellte Algorithmen stützt, sondern einem universellen Lernverfahren unterliegt, das aus Daten lernt [127]. Deep-Learning-Systeme haben bereits im Bereich der radiologischen Anwendungen, beim Klassifizieren und Beschreiben von Bildern einen Mehrgewinn gezeigt und sind sogar in einigen Gebieten einem menschlichen Experten/einer menschlichen Expertin ebenbürtig [126].

Bezüglich des Schutzes von Gesundheitsdaten ist eine Zugriffkontrolle von fundamentaler Bedeutung [128]. Zudem stellt Cyberkriminalität im Bereich der digitalisierten Welt der Medizin ein wachsendes Problem dar, dem mit ausreichender IT-Sicherheit und Schließung von Lücken entgegengesteuert werden muss [129].

5.6 Kritik

Generell stellt Big Data einen Wiederspruch zu traditionellen datenschutzrechtlichen Grundsätzen dar, da die Erhebung von Daten eine Zweckbindung der Informationen, sowie eine Datensparsamkeit fordert [130]. Nicht wie bisher, wird aus einer Theorie heraus Forschung betrieben, sondern anhand von Korrelationen und Mustern. Dies bedeutet, dass erhobene Daten nicht kausal einem bestimmten Zweck dienen, sondern in einem sich wechselnden Kontext für neue Zwecke verwendet werden [131]. Zudem wird beklagt, dass verwendete Daten, die mit anderer Zielsetzung erhoben wurden und aus unterschiedlichen Bereichen stammen, zusammengetragen werden. Die Betroffenen sind hierbei oftmals nicht ausreichend über diese Anwendung informiert [114]. Weiters besteht die Gefahr, dass durch die Kombinationen von Datensätzen eine Deanonymisierung stattfindet, da aus unterschiedlichen Datenbanken eine Rekonstruktion stattfinden kann [131].

Eine große Errungenschaft der Forschung, die mit Big Data betrieben wird, ist die Identifizierung genetischer Prädispositionen. Dies ermöglicht eine

Wahrscheinlichkeitsberechnung für das Auftreten bestimmter Erkrankungen [132]. Hinter diesen Wahrscheinlichkeiten stehen jedoch Menschen und damit verbundene Therapieentscheidungen. Neben dem genetischen Erkrankungsrisiko entsteht alleine nur durch die Vermittlung dieser Erkenntnisse eine psychische Belastung des Patienten/der Patientin, die ebenfalls Erkrankungen hervorrufen kann. Solche Untersuchungen stehen in der Kritik, eigentlich gesunden Menschen einen Status als „gesunde Kranke" oder „noch nicht-Erkrankte" zu verleihen. Unabhängig vom statistischen Risiko kann es so zu gesellschaftlicher Diskriminierung und einer Einschränkung im Bereich der Lebensgestaltung kommen [133].

6 Ausblick nächste Dekade

„Wer in der Zukunft lesen will, muss in der Vergangenheit blättern", lautet ein berühmtes Zitat des französischen Schriftstellers und Politikers André Malraux.

Wenn man in der Entwicklung des Wissens in der Medizin zurückblickt, so zeigt sich eine enorme Beschleunigung der Generierung neuer Erkenntnisse. Lag die Zeitspanne im Jahr 1950, in der sich das Wissen verdoppelte, noch bei 5 Jahrzehnten, betrug sie im Jahr 2010 nur noch 3,5 Jahre. Für das Jahr 2020 sagen Prognosen eine Verdopplung in 73 Tagen voraus [134].

Zudem entwickeln sich auch Technologien exponentiell weiter. Im Jahre 1965 formulierte der Intel-Mitbegründer Gorden E. Moore das nach ihm benannte Mooresche Gesetz, welches besagt, dass sich die Anzahl der Transistoren bei integrierten Schaltkreisen in etwa alle 2 Jahre verdoppelt. Diese Regel bewahrheitete sich und zeigte einen exponentiellen Zuwachs der Leistungsfähigkeit von Computern. Dieser Fortschritt ermöglicht die Verarbeitung immer größerer Daten in kurzer Zeit und bietet die Grundlage für Anwendungen wie Deep Learning und künstlicher Intelligenz [135].

In der letzten Dekade spielte genetische Testung eine entscheidende Rolle, die durch Verbesserungen des NGS ermöglicht wurde. Tausende von Mutationen bzw. SNPs, die mit erhöhtem Erkrankungsrisiko assoziiert sind, wurden entdeckt [136].

Parallel dazu entwickelten sich Therapien, wie zum Beispiel die bereits vorhin beschriebenen monoklonalen Antikörper [21]. Die **Abbildung 8** zeigt die enorme Zunahme der Zulassungen solcher monoklonaler Antikörper in den vergangen 20 Jahren auf [137].

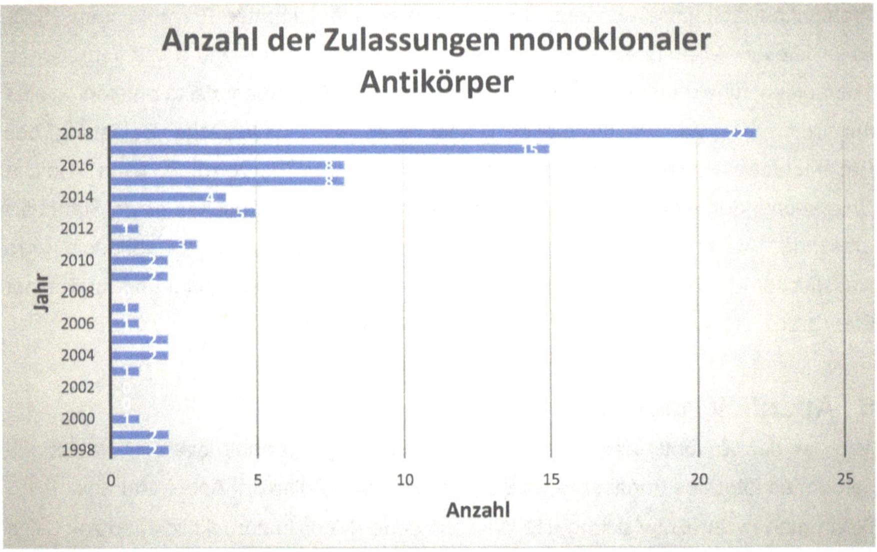

Abbildung 8: Anzahl der zugelassenen Antikörper von 1998 bis 2018 [137].

6.1 Herausforderungen

6.1.1 Standardisierung

Standardisierung spielt in vielen Bereichen, wie auch in der beschriebenen Liquid Biopsy, eine wesentliche Rolle. Dabei müssen sowohl technische Standards gesetzt werden als auch Protokolle für die Handhabung seitens des Personals geschaffen werden. Zu diesem Zweck bedarf es einer qualifizierten Ausbildung. Ehe eine Goldstandardmethode festgelegt wird, muss überprüft werden, welche Methoden sich bewähren. Dieser Schritt kann schließlich eine Vergleichbarkeit von Untersuchungen und Therapien ermöglichen [17].

Es wurden bereits gemeinschaftsweite Normierungsstudien durchgeführt, um die Zuverlässigkeit und Reproduzierbarkeit in einigen Bereichen zu verbessern [138]. Konsortien wie das CANCER-ID Konsortium, welche Experten und Regulierungsbehörden mit einbeziehen, können mit ihrer Forschung Standards festlegen und optimale Verfahren herausarbeiten [72, 73, 138].

Eine angemessene Standardisierung ist auch die Vorrausetzung für einen globalen Datenaustausch. Nur so kann gewährleistet werden, dass Studienergebnisse und

Wissen geteilt werden können. Gleichzeitig führt eine solche Entwicklung zu einer Senkung der Kosten und Minimierung der Probleme an Schnittstellen zwischen einzelnen Leistungserbringern in der personalisierten Medizin. Aufgrund der Anzahl der beteiligten Bereiche wie Hersteller, Laboratorien und Klinikern/Klinikerinnen ist es schwierig standardisierte Formate zu schaffen. Für die Entwicklung ist ein enormer Input aus diesen Gruppen notwendig [139].

6.1.2 Aufbau der Infrastruktur

Eine große finanzielle Herausforderung der nächsten 10 Jahre wird insbesondere der Aufbau einer Infrastruktur sein, die der personalisierten Medizin gerecht wird [91]. Zum einen muss für die erfolgreiche weitere Forschung die Möglichkeit gegeben sein, Daten zu sammeln, sie zu lagern und zu teilen [139]. Für die praktische Anwendung benötigt es zudem ein ausreichendes Versorgungsnetz, wie beispielweise kompetente Labore in der Pharmagenetik [87].

Die zunächst dafür nötigen Investitionen sind vor allem für strukturschwache Regionen eine schwierige Aufgabe. Diese müssen jedoch im Hinblick auf die personalisierte Medizin als zukünftige Entwicklungsrichtung in der Medizin, getätigt werden [140]. Kritische Stimmen beklagen, dass aktuell nur ausgewählte Gruppen von einer personalisierten Therapie profitieren und große Durchbrüche bisher ausgeblieben sind. Dies würde daher in keinem Verhältnis zu den gewaltigen Kosten stehen und sie somit nicht rechtfertigen. Aufgrund der Komplexität der Probleme, die die personalisierte Medizin angeht, wie beispielsweise die Tumorbiologie, ist ein zu rascher Fortschritt unwahrscheinlich. Diese Anfangsphase zu überstehen und Vertrauen in die Zukunftsperspektiven zu generieren ist eine weitere Schwierigkeit [141].

Große Forschungsprojekte wie die NAKO-Gesundheitsstudie, die die personalisierte Medizin voranbringen sollen, stellen eine Herausforderung an die Studienzentren und die damit verbundene Infrastruktur dar. Die Speicherung von Daten und Bioproben wird in einer bisher nicht dagewesenen Dimension betrieben, was technisch aufwendig ist und gleichzeitig möglichst kosteneffizient erfolgen muss [118, 119].

In der klinischen Anwendung ergeben sich zudem noch weitere Anforderungen an die Infrastruktur. Ein Beispiel ist die NGS, die im wissenschaftlichen Kontext im Gegensatz zum klinischen Alltag noch zusätzlich um einen zeitlichen Faktor belastet wird. Hier müssen oftmals Patienten/Patientinnen behandelt werden, bei denen etablierte

Therapiemethoden weitgehend ausgeschöpft sind, sodass aussagekräftige und anwendbare Befunde rasch zur Verfügung stehen müssen, um eine weitere Behandlung zu ermöglichen [142].

Bereits im Medizinstudium muss der Grundstein für das Verständnis der Kenntnisse der personalisierten Medizin gelegt werden, damit keine Wissenslücken in diesem Bereich entstehen [143]. In einigen Universitäten hat sich bereits ein Wandel vollzogen und Themen wie Pharmakogenetik sind zu einem festen Bestandteil des Lehrplans geworden [144]. Gleichzeitig muss auch weiter daran gearbeitet werden, dass zukünftigen Ärzte/Ärztinnen einen routinierten Umgang mit genetischen Informationen erlernen und diese auch entsprechend interpretieren können. Dazu ist ein, das komplette Studium umspannendes, klinisches Training notwendig, das wiederum Ressourcen beansprucht und entsprechende Infrastruktur benötigt [143].

6.1.3 Datenschutz

Datenschutz hat in einem zunehmend digitalisierten Gesundheitssystem einen immer wichtigeren Stellenwert. Da medizinische Informationen sehr sensible Daten darstellen, müssen sie vor dem Zugriff unbefugter geschützt werden [121, 129]. Neben der stark steigenden Datenmenge, die an sich bereits eine Herausforderung bezüglich Speicherung und Schutz darstellt, kommt zudem ein zunehmendes ökonomisches Interesse hinzu [108, 123]. Ein weiteres Problem stellt die sich ausweitende Vernetzung dar, die für Forschung und Entwicklung unabdingbar ist, sich jedoch als Sicherheitslücke erweisen kann [129, 130]. An dieser Stelle ist die IT-Technik gefragt, die ausreichend Schutz gewährt, sowie die Politik, die Rechtssicherheit schaffen muss [122, 129].

Dass "Big Data“ einen Widerspruch zu Teilen der jetzigen Datenschutzverordnung darstellt, ist nicht zu bestreiten. Aspekte wie Zweckbindung und Datensparsamkeit können bei der Forschung im Rahmen von Big Data nur bedingt realisiert werden, da sie ansonsten einen möglichen Erkenntnisgewinn stark einschränken [131]. Diese Aspekte beinhalten jedoch durchaus wichtige Grundgedanken. Aufgrund der Größe an Datenmengen können beispielsweise durch Kombinationen von Datensätzen Deanonymisierungen stattfinden. Ebenso können einzelne Datenlücken die Kette der Anonymität aufbrechen und so die Gesamtheit der gespeicherten Daten freilegen [145]. In diesem Zusammenhang muss die Frage gestellt werden, ob

genetische Daten überhaupt ausreichend anonymisiert werden können, da der genetische Code stets eine Identifizierung ermöglicht [121].
Ein weitere Schwierigkeit in Bezug auf genetische Informationen ist, dass nicht nur beim jeweiligen Patienten/bei der jeweiligen Patientin oder den jeweiligen Probanden/Probandinnen bestimmte Mutationen oder Genvarianten vorliegen, sondern diese ebenfalls bei Verwandten vorliegen können [123]. Das Recht auf Nichtwissen dieser Personen kann so gefährdet sein [146].
Technische Neuerungen sowie immer komplexere Verarbeitung der Daten bergen die Gefahr in sich, Datenschutzgrundsätze auszuhebeln und Rechte der betroffenen Personen, wie beispielsweise das Auskunfts- und Mitwirkungsrecht, zu missachten. Es wird kritisiert, dass auch die aktuelle Datenschutzgrundverordnung nicht in der Lage ist, die Probleme in den Griff zu bekommen und einen Schutz dieser Grundrechte zu gewähren. Es ist daher notwendig, dass eine Modernisierung stattfindet [122].

6.1.4 Image und Bewusstsein

Ein Punkt, der sich mit dem Datenschutz überschneidet, ist der Aufbau eines Bewusstseins für die personalisierte Medizin, als auch ein gutes Image. Für die weitere Entwicklung sind, wie bereits in den Jahren zuvor, großangelegte Kohorten notwendig. Sollte die personalisierte Medizin ihren Verpflichtungen wie dem Datenschutz nicht nachkommen, besteht die Möglichkeit eines Imageschadens. Dies hätte zu Folge, dass sich in der Bevölkerung immer weniger Probanden/Probandinnen finden lassen, die die Forschung unterstützen. Skandale wie beispielsweise der Organspendeskandal in Deutschland können große Teile der Bevölkerung trotz ihres Einzelfallcharakters abschrecken [114, 147].
Auch darf die personalisierte Medizin den Bezug zum medizinischen Personal nicht vernachlässigen. Die besten Untersuchungsmethoden und Therapien finden keine Anwendung, wenn diese nicht von praktischen Ärzten/Ärztinnen genutzt werden. Durch Aufklärung und Schulungen kann die personalisierte Medizin erfolgreich im klinischen Alltag etabliert werden. Dabei sind eine einfache Handhabbarkeit und exakt festgelegte Protokolle notwendig [87].
Personalisierte Medizin hat einen interdisziplinären Charakter und bedarf daher der Beteiligung aller medizinischen Leistungserbringer. Diese müssen geschult und für das Thema sensibilisiert werden. Des Weiteren müssen auch Patienten/Patientinnen ausreichend informiert sein [148].

Gleichzeitig muss durch größere Beteiligung von Universitäten und anderen öffentlichen Forschungseinrichtungen erreicht werden, dass nicht, wie oftmals kritisiert, eine Lenkung der Forschungsschwerpunkte durch die Industrie erfolgt. Dem Kritikpunkt, dass die Pharmaindustrie sich nur auf lukrative Subgruppen beschränkt und so die breite Masse der Patienten/Patientinnen vernachlässigt, kann so entgegen gewirkt werden [141].

Weiters muss auch das Bewusstsein für die Errungenschaften der personalisierten Medizin verbessert werden. Selbst praktische Ärzte/Ärztinnen, die nicht in Bereichen arbeiten, in der die personalisierte Medizin bereits stark vertreten ist, wie beispielsweise in der Onkologie, müssen auf dieses Thema aufmerksam gemacht werden. In vielen Fällen kann dadurch für die betreuten Patienten/Patientinnen eine Behandlungsverbesserung erreicht werden [148].

6.1.5 Ethische Problemstellung

An der personalisieren Medizin wird kritisiert, dass die Individualisierung nur auf molekularer bzw. genetischer Ebene stattfindet. Zu einer wirklichen Personalisierung müsste nicht die Krankheit, sondern die Person in den Mittelpunkt gerückt werden. Der Ausdruck personalisierte Medizin implementiert eine Betonung auf Patientenrechte und ethnische Aspekte, die jedoch aktuell noch nicht ausreichend Beachtung finden. Neben der reinen Diagnostik sollten die psychische und zwischenmenschliche Ebene ebenso berücksichtig werden. Beim Ausbau der zukünftigen medizinischen Versorgung, die die personalisierte Medizin darstellt, müssen diese Aspekte, die die Wünsche und Vorstellungen der Bürger widerspiegeln, mehr beachtet werden [141].

Der Anspruch an eine genetische Testung ist extrem hoch. Das Resultat entscheidet beispielsweise bei der Pharmakogenetik, ob ein Patient/eine Patientin ein Medikament erhalten sollte oder nicht. Falsch positive bzw. falsch negative Ergebnisse können zu ineffizienter Therapie führen oder eine Nicht-Behandlung des Patienten/der Patientin zur Folge haben. Sensitivität und Spezifität müssen vor der klinischen Anwendung der Tests entsprechend hoch sein, um dieser Verantwortung gerecht zu werden [92].

Ein weiteres Problem, welches sich aus der genetischen Testung ergibt, ist, dass man neben der gesuchten Information auch Zufallsbefunde produziert. Es muss im vorhinein geklärt werden, welche Entdeckungen an den Patienten/die Patientin zurückgemeldet werden sollen [25]. Zudem werden stets neue Entdeckungen

gemacht, sodass eine heute noch als gesund angesehene Normvariante morgen schon als pathologisch angesehen werden kann [149].
Auch werden genetische Untersuchungen zunehmend kommerziell Angeboten [150]. Diese Entwicklung kann dazu führen, dass Ängste von Untersuchten finanziell ausgenutzt werden. Risikofaktoren und Veranlagungen könnten dazu verwendet werden, um beispielsweise präventivwirkende Medikamente zu verkaufen.[148] Zudem zeichnet sich ein wachsender Markt sogenannte Direct-to-Consumer genetische Testungen ab. Hierbei werden genetische Testungen beispielsweise über das Internet angeboten und teilweise direkt, teilweise über Ärzte/Ärztinnen und Krankenversicherungen vertrieben. Vor allem wenn keine qualifizierte Instanz dazwischen geschaltet ist, die über die Notwendigkeit einer solchen Testung entscheidet und im Nachhinein eine Interpretation der Ergebnisse ermöglicht, ist diese Entwicklung kritisch zu sehen [151]. Zudem ist eine Regulierung nur schwer zu erreichen, da nationale Gesetzte durch im Ausland operierende Unternehmen ausgehebelt werden können [152].
Genetische Prädispositionen bergen die Gefahr Ängste auszulösen, psychische Krankheiten zu fördern, die Lebensgestaltung der Betroffenen einzuschränken und Diskriminierung zu schaffen. Um dies zu verhindern, müssen entsprechende Rahmenbedingungen in Politik und Wirtschaft geschaffen, sowie eine genetische Selbstverantwortung in der Gesellschaft etabliert werden [133].

6.2 Chancen

6.2.1 Prognose und Detektion

Die wahrscheinlich größten Erfolge kann die personalisierte Medizin im Rahmen der Prognostik und Detektion verzeichnen. Beim Mammakarzinom ist diese Tendenz am besten sichtbar und hat bereits Einzug in den klinischen Alltag gefunden, wie die Anwendung der verschiedenen beschriebenen Genexpressionstests zeigt [153].
Auch bei anderen onkologischen Leiden werden zunehmend Biomarker identifiziert, die in naher Zukunft Vorhersagen zu Entstehung und Verlauf von Erkrankungen ermöglichen können [55].
Die Erforschung von CTCs, cfDNA, miRNA, TEPs und Exosomen mit immer fortschrittlicherer Technologie wird zu verlässlicheren Resultaten führen und Liquid Biopsie zu einem "Gamechanger" in der personalisierten Tumortherapie machen [154]. Die nächsten Jahre werden zu einem besseren Verständnis von biologischen

Prozessen in Tumoren führen und so mehr klinische Anwendungen generieren [155]. Ein Ziel wäre es, eine präventive Testung für die häufigsten Tumore, im optimalen Fall in einer einzigen Anwendung, mit hoher Spezifität und Sensibilität zu vereinen [52]. Auch in anderen Fachbereichen wie der Rheumatologie, Nephrologie und Kardiologie, um nur einige zu nennen, eignet sich Liquid Biopsy, um neue potenzielle Biomarker ausfindig zu machen und in den klinischen Alltag zu etablieren [156, 157].
Auch wenn viele bereits entdeckte Biomarker bisher noch sehr hochpreisig sind, konnten gesundheitsökonomische Studien zeigen, dass sie bereits jetzt in einigen Bereichen im Kosten-Nutzen-Verhältnis gegenüber anderen Optionen überlegen sind. Zudem ist auch die Zahlungsbereitschaft der Bevölkerung für diese Anwendungen oftmals gegeben [158].
Der technische Fortschritt, vor allem in der computergestützten Auswertung von Forschungsergebnissen, erweitert zudem die Anzahl der Metaboliten, die als Biomarker in Frage kommen. Ebenso bauen auch die verbesserten Analysemethoden, von denen Jede andere Aspekte von tumorassoziierten Molekülen oder Zellen betrachtet, das Spektrum an Biomarkern aus. So können auch immer mehr Stoffwechselwege identifiziert und wichtige Metaboliten hervorgehoben werden. Zusätzlich zu dem prognostischen Nutzen bieten sich so auch mögliche medikamentöse Ansatzpunkte [159].

6.2.2 Zugeschnittene und optimierte Therapie

Die personalisierte Medizin bietet eine auf die genetische Grundlage des Patienten/der Patientin zugeschnittene Therapie [77]. Dabei sind zwei Konzepte für die Verbesserungen verantwortlich. Zum einen identifiziert die Pharmakogenetik bestimmte Gene und Genprodukte, die in Zukunft als Angriffspunkte für Medikamente genutzt werden können und bereits teilweise auch werden, zum anderen untersucht sie Allelvariationen und Gene im Hinblick auf ihren Beitrag zum Auftreten von unerwünschten Arzneimittelwirkungen [160].
Mit Hilfe dieser Erkenntnisse könnte in Zukunft vor der Gabe eines Medikamentes eine genetisch angepasste Dosis bestimmt werden, die Nebenwirkungen gering hält und gleichzeitig die gewünschte Wirkung entfaltet [77].
Wirkspiegel, die heute teilweise noch über regelmäßige Laborwerte bestimmt und durch Dosisanpassungen korrigiert werden müssen, könnten zukünftig, wie beim

Warfarin bereits gezeigt, durch effektivere pharmakogenetische Bestimmungen ersetzt werden [90].
Auch aus ökonomischer Sicht bietet die Pharmakogenetik eine Perspektive. Non-Responder können in Zukunft frühzeitig erkannt sowie Überdosierungen, die zu Nebenwirkungen führen, vermieden werden [89, 94]. Dadurch können sowohl Medikamente als auch Hospitalisierungskosten eingespart werden [92, 111].
Weiter kann durch das immer bessere Verständnis von Wirkmechanismen von Arzneistoffen dieses entstehende Wissen genutzt werden, um neue Medikamente zu entwickeln [161].

6.2.3 Günstigere und schnellere Forschung

Betrachtet man 5000 chemische Verbindungen, die zu Beginn eines Wirkstoffscreenings untersucht werden, so kommen nur 5 davon in eine klinische Phase. Selbst von diesen 5 Medikamenten schafft es statistisch nur ein einziges zur Marktreife. Bereits im Vorfeld kann mit in vitro Methoden die Beteiligung von polymorphen Enzymen beurteilt werden. So ermöglicht die Pharmakogenetik frühzeitig die Entscheidung, ob eine Studie weiterverfolgt werden soll. Weiters kann auch bereits hier eine Exklusion beziehungsweise Inklusion von Probanden/Probandinnen im Hinblick auf ihren Metabolismus erfolgen [103].
Für Pharmakonzerne wird es zunehmend teuer, neue Medikamente auf den Markt zu bringen. Dies ist zum Teil auf die wachsenden Kosten für klinische Studien zurückzuführen. Dabei wird seitens der Kontrollbehörden verstärkt auf Sicherheit und Wirksamkeit sowie eine Überlegenheit gegenüber etablierten Behandlungen geachtet [162]. Durch die Erstellung eines pharmakogenetischen Profils der Probanden/Probandinnen können Nebenwirkungen vermieden und Personen erkannt werden, die aufgrund einer schnellen Metabolisierung voraussichtlich keine Wirkung zeigen werden [103]. Am Beispiel von Krebsmedikamenten wird die Kostenexplosion besonders deutlich. Die durchschnittliche Entwicklungszeit beträgt dabei 7,3 Jahre und ist mit medianen Kosten von 648 Millionen US-Dollar verbunden [163]. Die finanzielle Belastung steigt mit der Anzahl der Probanden/Probandinnen, die wiederum mit einer Verlängerung, vor allem der Phase III einer Studie, korreliert [162]. In dieser Phase wird die Wirksamkeit der neuen Therapie bestätigt und mit dem gültigen Standard verglichen [164]. Jeder zusätzliche Monat schlägt mit medianen Ausgaben von 671.000 US-Dollar zu Buche [162].

Durch pharmakogenetische Untersuchungen können Subgruppen definiert werden, die vermehrt auf die zu erforschenden Medikationen ansprechen. So können kleinere Probandenzahlen erreicht, die Forschungsdauer verkürzt und die Kosten gesenkt werden [103].

6.2.4 Minimalinvasive Probengewinnung

Ein großer Vorteil, den die personalisierte Medizin mit sich bringt, besteht darin, dass durch Liquid Biopsy eine leichte und sichere Probengewinnung, in einem minimal-invasiven Setting durchführbar ist [16]. Im Gegensatz zu traditionellen Biopsien entstehen so viel weniger Komplikationen [165]. Weiters ist bei einigen onkologischen Erkrankungen ein solcher Eingriff aufgrund des hohen Risikos kaum möglich. Darüber hinaus ist die Erfolgsrate von Feinnadelbiopsien oftmals nicht zufriedenstellend. Dies kann den Bedarf mehrerer Versuche nach sich ziehen [44].

Zudem ist es durch Liquid Biopsy möglich, die diversen Mutationen, welche im Rahmen der Tumorheterogenität auftreten, besser zu erfassen als in einer regulären Gewebsprobe [16]. Der sich daraus ergebene Mehrwert wurde bereits in einigen Studien gezeigt [166, 167]. Bei einigen Erkrankungen ist bereits heute eine gute Sensibilität und Spezifität, die für die korrekte Diagnostik notwendig ist, gegeben [168]. Ein weiterer Vorzug der Liquid Biopsy ist die Tatsache, dass die nötige Blutabnahme theoretisch beliebig oft widerholt werden kann [52]. Auch wenn aktuell noch die hohen Kosten einer solchen Untersuchung, sowie noch nicht ausreichendes Wissen über mutierte Allele eine Hürde darstellen, könnte in Zukunft auch eine Verlaufskontrolle onkologischer Erkrankungen durch Liquid Biopsy sattfinden [169]. Auf diese Weise könnten molekulare Veränderungen in Tumoren quasi in Echtzeit beobachtet und neue Erkenntnisse gewonnen sowie Therapieresistenzen erkannt und verstanden werden [170].

6.2.5 Grundlegendes Verständnis über Erkrankungen

Die personalisierte Medizin und die damit verbundenen Forschungsprojekte, wie beispielsweise die beschriebene NAKO-Gesundheitstudie, werden unser Verständnis von Krankheiten und ihrer Entstehung revolutionieren [114]. Gleichzeitig werden neuen Sequenzierungstechnologien eine bisher nie dagewesene detaillierte Untersuchungen biologischer Systeme ermöglichen [171]. Die Entstehung und Veränderung von Erkrankungen kann mit Methoden wie der Liquid Biopsy untersucht und verstanden werden, sodass neue Therapieansätze entstehen können [172].

Darüber hinaus ermöglicht die Pharmakogenetik ein fundamentales Verständnis über die Wirkung von Arzneimitteln, was zur Realisierung einer auf den Patienten/der Patientin als Individuum zugeschnittenen Behandlung führt und einen Paradigmenwechsel einläutet [173].

Auch genetische Auslöser von erblichen Krankheiten können identifiziert und kausale Ursachen von bisher unerklärten Krankheiten gefunden werden [171]. Viele weitere medizinische Rätsel werden durch die Entwicklung der personalisierten Medizin gelöst [174].

Personalisierte Medizin ist schon heute in vielen Bereichen keine Wunschvorstellung, sondern Realität. Es müssen jedoch noch einige wissenschaftliche, technische und finanzielle Hürden gemeistert werden, um das ganze Potenzial dieser neuen Art der Patientenversorgung und Erkenntnisgewinnung auszunutzen. Der Spalt zwischen Forschung und klinischer Anwendung ist weit und alles andere als einfach zu überbrücken. Zudem hat das bisher beispiellose Ausmaß an neu entstandenem Wissen ein Ebene der Komplexität erreicht, die unsere Erwartungen bei Weitem übertrifft [175].

Die personalisierte Medizin hat nun die Chance diese Erkenntnisse in den klinischen Alltag zu etablieren [91].

7 Conclusio

Die Personalisierung in der Medizin ist aus heutiger Sicht ein unumkehrbarer Prozess, der die Behandlung von Patienten/Patientinnen grundlegend verändert hat und weiterhin verändern wird. Wie schnell sich dieser Umbruch vollzieht hängt davon ab, welche Rahmenbedingungen geschaffen werden. Dass sich diese Erkenntnis in der Politik durchgesetzt hat, zeigen die hohen Investitionen in diesem Bereich, die den Ausbau der personalisierten Medizin fördern. Auch die zunehmende internationale Kooperation ist ein sehr erfreulicher Prozess, der Lasten verteilt und Kompetenzen zusammenführt. Wenn auch weiterhin eine Integration aller Leistungsbringer erfolgt, so ist die Wahrscheinlichkeit groß, dass diese Unternehmung Früchte tragen wird und monetäre Förderung in den nötigen Strukturen stattfinden wird.

Seitens des Gesetzgebers ist verständlich, dass neue Entwicklungen nur schwer zu regulieren sind. Wichtig ist jedoch, dass Regelungen und Gesetze den Anschluss an den Fortschritt nicht verlieren und Gefahren, die dieser birgt, von der Gesellschaft abgewendet werden. Doch selbst eine optimale Rechtssicherheit kann nur einen Rahmen bilden. Für jeden einzelnen stellen sich auch ethnische Fragen. Es ist wohl davon auszugehen, dass jeder von uns genetische Risikofaktoren in sich trägt. Wieviel wir davon wissen möchten und wie sehr uns dieses Wissen belastet, beziehungsweise bei einer familiären Prädisposition entlastet, ist eine höchst persönliche Entscheidung. Die mit personalisierter Medizin verbundenen Erwartungen sind enorm hoch und wecken bei vielen Menschen Hoffnungen. Es scheint fast ein Balanceakt zu sein, zum einen die Möglichkeiten aufzuzeigen um ausreichend Unterstützung zu generieren und gleichzeitig keine falschen Illusionen zu kreieren. Erschwert wird dies durch die Tatsache, dass gerade in den Bereichen in denen personalisierte Medizin stark vertreten ist, wie in der Onkologie, Hoffnung eine bedeutende Rolle spielt. Aus Sicht vieler Patienten/Patientinnen stellen die Erkenntnisse der personalisierten Medizin und ihrer Etablierung in den klinischen Alltag einen möglicherweise über Leben und Tod entscheidenden Aspekt dar. Versetzt man sich in die Lage eines Menschen, der mit einer heute noch unheilbaren Krankheit konfrontiert wird, so wird wohl jedem bewusst, dass medizinischer Fortschritt nicht schnell genug eintreten kann und sich keine vermeidbaren Verzögerungen erlauben darf.

Daher sollte der Anspruch an die nächsten 10 Jahre sein, die genannten Herausforderungen möglichst zeitnah zu meistern und der personalisierten Medizin die Möglichkeit zu geben, ihren Erwartungen gerecht zu werden. Betrachtet man den aktuellen Stand der Entwicklung, so kann man ein durchaus positives Ergebnis seitens der personalisierten Medizin und ihres enormen Erkenntnisgewinns ziehen. Die nächste Dekade sollte nun von einer verstärkten Einbindung dieses Wissens in die Behandlung von Patienten/Patientinnen geprägt sein.

8 Quellenverzeichnis

1. Jameson, J.L. and D.L. Longo, *Precision medicine--personalized, problematic, and promising.* N Engl J Med, 2015. **372**(23): p. 2229-34.
2. Ugalmugale, S. *Precision Medicine Market Size worth $96.6bn by 2024*. 2018, November 14 29.05.2019]; available from: https://www.gminsights.com/pressrelease/precision-medicine-market.
3. The White House, O.o.t.P.S. *The Precision Medicine Initiative*. 2015, January 30 31.05.2019]; available from: https://obamawhitehouse.archives.gov/precision-medicine.
4. *Aktionsplan Individualisierte Medizin*. 2013, February.
5. *Integrative Neuroscience and Personalized Medicine*. 2010: Oxford University Press.
6. Hood, L. and L. Rowen, *The Human Genome Project: big science transforms biology and medicine.* Genome Medicine, 2013. **5**(9): p. 79.
7. *NCBI retiring HapMap Resource*. 2017, Noveber 14 08.06.2019]; available from: https://www.ncbi.nlm.nih.gov/variation/news/NCBI_retiring_HapMap/.
8. *About IGSR and the 1000 Genomes Project*. 04.06.2019]; available from: http://www.internationalgenome.org/about.
9. Park, S.T. and J. Kim, *Trends in Next-Generation Sequencing and a New Era for Whole Genome Sequencing.* Int Neurourol J, 2016. **20**(Suppl 2): p. S76-83.
10. Eppinger E, A.T., Braun A, Kamprath M, Wieck K, Piatek E, *Marktanalyse der Personalisierten Medizin: Übersicht über Schlüsselakteure, Treiber, Potentiale und Barrieren für Unternehmen. Veröffentlichung zum Forschungsprojekt: Dienstleistungspotentiale in der Personalisierten Medizin*. 2012, Universität Potsdam.
11. Bärbel Hüsing, J.H., Bernhard Bührlen, Thomas Reiß, Sibylle Gaisser, *Individualisierte Medizin und Gesundheitssystem*. 2008, June, Büro für Technikfolgen-Abschätzung beim Deutschen Bundestag
12. Vogel, F. *Moderne Probleme der Humangenetik*. 1959. Berlin, Heidelberg: Springer Berlin Heidelberg.
13. Cascorbi, I., *Pharmakogenetik.* medizinische genetik, 2017. **29**(4): p. 389-396.
14. *WHO Drug Information* 12002 08.06.2019]; available from: http://apps.who.int/medicinedocs/en/d/Jh2990e/4.html.
15. Prause, D., *Pharmakogenetische Untersuchungen beim Hausarzt aus Sicht von Patienten* 2008, Georg-August-Universität zu Göttingen.
16. Neumann, M.H.D., et al., *ctDNA and CTCs in Liquid Biopsy - Current Status and Where We Need to Progress.* Comput Struct Biotechnol J, 2018. **16**: p. 190-195.
17. Macias, M., et al., *Liquid Biopsy: From Basic Research to Clinical Practice.* Adv Clin Chem, 2018. **83**: p. 73-119.
18. In 't Veld, S. and T. Wurdinger, *Tumor-educated platelets.* Blood, 2019. **133**(22): p. 2359-2364.
19. Palmirotta, R., et al., *Liquid biopsy of cancer: a multimodal diagnostic tool in clinical oncology.* Ther Adv Med Oncol, 2018. **10**: p. 1758835918794630.
20. Cameron, D., et al., *11 years' follow-up of trastuzumab after adjuvant chemotherapy in HER2-positive early breast cancer: final analysis of the HERceptin Adjuvant (HERA) trial.* Lancet, 2017. **389**(10075): p. 1195-1205.

21. Jerusalem, G., P. Lancellotti, and S.B. Kim, *HER2+ breast cancer treatment and cardiotoxicity: monitoring and management.* Breast Cancer Res Treat, 2019.
22. Kris A. Wetterstrand, M.S. *DNA Sequencing Costs: Data*. 2019, June 7 22.06.2019]; available from: https://www.genome.gov/about-genomics/fact-sheets/DNA-Sequencing-Costs-Data.
23. van Dijk, E.L., et al., *The Third Revolution in Sequencing Technology.* Trends Genet, 2018. **34**(9): p. 666-681.
24. Mignardi, M. and M. Nilsson, *Fourth-generation sequencing in the cell and the clinic.* Genome Med, 2014. **6**(4): p. 31.
25. Barbany, G., et al., *Cell-free tumour DNA testing for early detection of cancer - a potential future tool.* J Intern Med, 2019.
26. Hofman, P. and H.H. Popper, *Pathologists and liquid biopsies: to be or not to be?* Virchows Arch, 2016. **469**(6): p. 601-609.
27. Polasik, A., et al., *Circulating Tumour Cells, Circulating Tumour DNA and Circulating MicroRNA in Metastatic Breast Carcinoma - What is the Role of Liquid Biopsy in Breast Cancer?* Geburtshilfe Frauenheilkd, 2017. **77**(12): p. 1291-1298.
28. Cui, S., et al., *Exosomes as a liquid biopsy for lung cancer.* Lung Cancer, 2018. **116**: p. 46-54.
29. Best, M.G., P. Wesseling, and T. Wurdinger, *Tumor-Educated Platelets as a Noninvasive Biomarker Source for Cancer Detection and Progression Monitoring.* Cancer Res, 2018. **78**(13): p. 3407-3412.
30. Pallante, P., et al., *Circulating Tumour Cells in Predictive Molecular Pathology: Focus on Drug-Sensitive Assays and 3D Culture.* Acta Cytol, 2019. **63**(3): p. 171-181.
31. Trapp, E., et al., *Nachweis von zirkulierenden Tumorzellen mit EMT (epithelial-mesenchymale Transition) spezifischer Genexpression aus peripherem Blut bei metastasiertem Mammakarzinom.* Vol. 13. 2016.
32. Dasgupta, A., A.R. Lim, and C.M. Ghajar, *Circulating and disseminated tumor cells: harbingers or initiators of metastasis?* Mol Oncol, 2017. **11**(1): p. 40-61.
33. Bankó, P., et al., *Technologies for circulating tumor cell separation from whole blood.* Journal of hematology & oncology, 2019. **12**(1): p. 48.
34. Li, M., et al., *MicroRNAs and their role in environmental chemical carcinogenesis.* Environ Geochem Health, 2019. **41**(1): p. 225-247.
35. Pishkari, S., et al., *The role of microRNAs in different types of thyroid carcinoma: a comprehensive analysis to find new miRNA supplementary therapies.* J Endocrinol Invest, 2018. **41**(3): p. 269-283.
36. Zhang, X., et al., *Advances in liquid biopsy using circulating tumor cells and circulating cell-free tumor DNA for detection and monitoring of breast cancer.* Clin Exp Med, 2019.
37. Kasimir-Bauer, S., *Zirkulierende Tumorzellen und was sie beinhalten: Sind »Liquid Biopsies« die Zukunft?* gynäkologische praxis, 2018. **44**: p. 75–84.
38. Bebelman, M.P., et al., *Biogenesis and function of extracellular vesicles in cancer.* Pharmacol Ther, 2018. **188**: p. 1-11.
39. Whiteside, T.L., *Exosomes carrying immunoinhibitory proteins and their role in cancer.* Clin Exp Immunol, 2017. **189**(3): p. 259-267.
40. McGuire, A., J.A. Brown, and M.J. Kerin, *Metastatic breast cancer: the potential of miRNA for diagnosis and treatment monitoring.* Cancer Metastasis Rev, 2015. **34**(1): p. 145-55.

41. Natarajan, L., et al., *MiRNAs and long-term breast cancer survival: Evidence from the WHEL Study.* Cancer Epidemiol Biomarkers Prev, 2019.
42. Lachapelle, J. and W.D. Foulkes, *Triple-negative and basal-like breast cancer: implications for oncologists.* Curr Oncol, 2011. **18**(4): p. 161-4.
43. Wang, C., et al., *MiR-890 inhibits proliferation and invasion and induces apoptosis in triple-negative breast cancer cells by targeting CD147.* BMC Cancer, 2019. **19**(1): p. 577.
44. Huang, W.L., et al., *Liquid biopsy genotyping in lung cancer: ready for clinical utility?* Oncotarget, 2017. **8**(11): p. 18590-18608.
45. Rabinowits, G., et al., *Exosomal microRNA: a diagnostic marker for lung cancer.* Clin Lung Cancer, 2009. **10**(1): p. 42-6.
46. Rodriguez, M., et al., *Different exosome cargo from plasma/bronchoalveolar lavage in non-small-cell lung cancer.* Genes Chromosomes Cancer, 2014. **53**(9): p. 713-24.
47. Cazzoli, R., et al., *microRNAs derived from circulating exosomes as noninvasive biomarkers for screening and diagnosing lung cancer.* J Thorac Oncol, 2013. **8**(9): p. 1156-62.
48. Yamashita, T., et al., *Epidermal growth factor receptor localized to exosome membranes as a possible biomarker for lung cancer diagnosis.* Pharmazie, 2013. **68**(12): p. 969-73.
49. Sandfeld-Paulsen, B., et al., *Exosomal Proteins as Diagnostic Biomarkers in Lung Cancer.* J Thorac Oncol, 2016. **11**(10): p. 1701-10.
50. Xue, L., et al., *Identification of potential tumor-educated platelets RNA biomarkers in non-small-cell lung cancer by integrated bioinformatical analysis.* J Clin Lab Anal, 2018. **32**(7): p. e22450.
51. Best, M.G., et al., *Swarm Intelligence-Enhanced Detection of Non-Small-Cell Lung Cancer Using Tumor-Educated Platelets.* Cancer Cell, 2017. **32**(2): p. 238-252.e9.
52. Xue, V.W., C.S.C. Wong, and W.C.S. Cho, *Early detection and monitoring of cancer in liquid biopsy: advances and challenges.* Expert Rev Mol Diagn, 2019. **19**(4): p. 273-276.
53. Bardelli, A. and K. Pantel, *Liquid Biopsies, What We Do Not Know (Yet).* Cancer Cell, 2017. **31**(2): p. 172-179.
54. Fiala, C. and E.P. Diamandis, *Utility of circulating tumor DNA in cancer diagnostics with emphasis on early detection.* BMC Med, 2018. **16**(1): p. 166.
55. Nunes, S.P., et al., *Cell-Free DNA Methylation of Selected Genes Allows for Early Detection of the Major Cancers in Women.* Cancers (Basel), 2018. **10**(10).
56. Lehmann, U. and S. Bartels, *Liquid Biopsy in der Tumordiagnostik.* Der Pathologe, 2019. **40**(3): p. 250-255.
57. Brierley, J., M. Gospodarowicz, and B. O'Sullivan, *The principles of cancer staging.* Ecancermedicalscience, 2016. **10**: p. ed61.
58. Catarino, R., et al., *Circulating DNA: diagnostic tool and predictive marker for overall survival of NSCLC patients.* PLoS One, 2012. **7**(6): p. e38559.
59. Hoshimoto, S., et al., *Association between circulating tumor cells and prognosis in patients with stage III melanoma with sentinel lymph node metastasis in a phase III international multicenter trial.* J Clin Oncol, 2012. **30**(31): p. 3819-26.

60. Yoneda, K., et al., *Circulating tumor cell (CTC) as a prognostic marker in primary lung cancer.* Journal of Clinical Oncology, 2015. **33**(15_suppl): p. e22041-e22041.
61. Ettl, J., *Genexpressionstests zur Prognose und Prädiktion.* Der Gynäkologe, 2015. **48**(12): p. 871-875.
62. Thangarajah, F., et al., *The impact of EndoPredict ((R)) on decision making with increasing oncological work experience: can overtreatment be avoided?* Arch Gynecol Obstet, 2019. **299**(5): p. 1437-1442.
63. Leitlinienprogramm Onkologie (Deutsche Krebsgesellschaft, D.K., AWMF), *S3-Leitlinie Früherkennung, Diagnose, Therapie und Nachsorge des Mammakarzinoms.* **Version 4.1**: p. 120-124.
64. Vieira, A.F. and F. Schmitt, *An Update on Breast Cancer Multigene Prognostic Tests-Emergent Clinical Biomarkers.* Front Med (Lausanne), 2018. **5**: p. 248.
65. Jafari, S.H., et al., *Breast cancer diagnosis: Imaging techniques and biochemical markers.* J Cell Physiol, 2018. **233**(7): p. 5200-5213.
66. Gaiser, M.R., et al., *Liquid biopsy to monitor melanoma patients.* J Dtsch Dermatol Ges, 2018. **16**(4): p. 405-414.
67. Laposata, M. and A. Dighe, *"Pre-pre" and "post-post" analytical error: high-incidence patient safety hazards involving the clinical laboratory.* Clin Chem Lab Med, 2007. **45**(6): p. 712-9.
68. Green, S.F., *The cost of poor blood specimen quality and errors in preanalytical processes.* Clin Biochem, 2013. **46**(13-14): p. 1175-9.
69. *Spidia – how it all began.* 2019 12.06.2019]; available from: https://www.spidia.eu/projects/what-we-do.
70. Grölz, D., et al., *Liquid Biopsy Preservation Solutions for Standardized Pre-Analytical Workflows—Venous Whole Blood and Plasma.* Current pathobiology reports, 2018. **6**(4): p. 275-286.
71. Lin, C.C., et al., *Emerging platforms using liquid biopsy to detect EGFR mutations in lung cancer.* Expert Rev Mol Diagn, 2015. **15**(11): p. 1427-40.
72. Pantel, K., et al., *Abstract 1579: IMI's CANCER-ID: Implications of liquid biopsy technology standardization for its clinical use.* Cancer Research, 2018. **78**(13 Supplement): p. 1579-1579.
73. *CANCER-ID: Cancer treatment and monitoring through identification of circulating tumor cells and tumor related nucleic acids in blood.* 25.06.2019]; available from: https://www.cancer-id.eu.
74. Stieffenhofer, V. and C. Hiemke, *Pharmakogenetik, Therapeutisches Drug Monitoring und Non Compliance.* Therapeutische Umschau, 2010. **67**(6): p. 309-315.
75. Wehling, M., *Klinische Pharmakologie.* 2011, Stuttgart: Thieme.
76. Kirchheiner, J., A. Seeringer, and J. Brockmöller, *Stand der Pharmakogenetik in der klinischen Arzneimitteltherapie.* Bundesgesundheitsblatt - Gesundheitsforschung - Gesundheitsschutz, 2006. **49**(10): p. 995-1003.
77. Valdes, R., Jr. and D.T. Yin, *Fundamentals of Pharmacogenetics in Personalized, Precision Medicine.* Clin Lab Med, 2016. **36**(3): p. 447-59.
78. Brockmoller, J., et al., *Pharmacogenetic diagnostics of cytochrome P450 polymorphisms in clinical drug development and in drug treatment.* Pharmacogenomics, 2000. **1**(2): p. 125-51.
79. Nebert, D.W. and D.W. Russell, *Clinical importance of the cytochromes P450.* The Lancet, 2002. **360**(9340): p. 1155-1162.

80. Nelson, D.R., *Cytochrome P450 Nomenclature, 2004*, in *Cytochrome P450 protocols*. 2006, Springer. p. 1-10.
81. Ranieri, M., *Pharmacogenomics: An Introduction and Clinical Perspective*, in *Chapter 2. Genetic Concepts of Pharmacogenomics: Basic Review of DNA, Genes, Polymorphisms, Haplotypes and Nomenclature*. 2013, Oxford University Press.
82. Ingelman-Sundberg, M., et al., *Influence of cytochrome P450 polymorphisms on drug therapies: pharmacogenetic, pharmacoepigenetic and clinical aspects.* Pharmacol Ther, 2007. **116**(3): p. 496-526.
83. Fonseca, F., et al., *Contribution of cytochrome P450 and ABCB1 genetic variability on methadone pharmacokinetics, dose requirements, and response.* PLoS One, 2011. **6**(5): p. e19527.
84. Bishop, J.R., *Chapter 6 - Pharmacogenetics*, in *Handbook of Clinical Neurology*, D.H. Geschwind, H.L. Paulson, and C. Klein, Editors. 2018, Elsevier. p. 59-73.
85. Nosseir, N.S., et al., *[Therapeutic Drug Monitoring of antiinfectives in intensive care medicine].* Dtsch Med Wochenschr, 2014. **139**(38): p. 1889-94.
86. Garcia-Gonzalez, X., et al., *Clinical implementation of pharmacogenetics.* Drug Metab Pers Ther, 2016. **31**(1): p. 9-16.
87. Alessandrini, M., et al., *Pharmacogenomics and Global Precision Medicine in the Context of Adverse Drug Reactions: Top 10 Opportunities and Challenges for the Next Decade.* Omics, 2016. **20**(10): p. 593-603.
88. Kapoor, R., W.C. Tan-Koi, and Y.Y. Teo, *Role of pharmacogenetics in public health and clinical health care: a SWOT analysis.* Eur J Hum Genet, 2016. **24**(12): p. 1651-1657.
89. Phillips, K.A., et al., *Potential Role of Pharmacogenomics in Reducing Adverse Drug ReactionsA Systematic Review.* JAMA, 2001. **286**(18): p. 2270-2279.
90. Roper, N., et al., *Validation and Comparison of Pharmacogenetics-Based Warfarin Dosing Algorithms for Application of Pharmacogenetic Testing.* The Journal of Molecular Diagnostics, 2010. **12**(3): p. 283-291.
91. Slob, E.M., et al., *What do we need to transfer pharmacogenetics findings into the clinic?* Pharmacogenomics, 2018. **19**(7): p. 589-592.
92. Plöthner, M., et al., *Cost-Effectiveness of Pharmacogenomic and Pharmacogenetic Test-Guided Personalized Therapies: A Systematic Review of the Approved Active Substances for Personalized Medicine in Germany.* Advances in Therapy, 2016. **33**(9): p. 1461-1480.
93. Hughes, D.A., *Economics of Pharmacogenetic-Guided Treatments: Underwhelming or Overstated?* Clinical Pharmacology & Therapeutics, 2018. **103**(5): p. 749-751.
94. Maciel, A., et al., *Estimating cost savings of pharmacogenetic testing for depression in real-world clinical settings.* Neuropsychiatric disease and treatment, 2018. **14**: p. 225-230.
95. Verbelen, M., M.E. Weale, and C.M. Lewis, *Cost-effectiveness of pharmacogenetic-guided treatment: are we there yet?* The Pharmacogenomics Journal, 2017. **17**: p. 395.
96. Relling, M.V. and W.E. Evans, *Pharmacogenomics in the clinic.* Nature, 2015. **526**(7573): p. 343-50.
97. Department, S.R. *Statistiken zum Thema Arzneimittel.* 2017 12.06.2017 02.07.2019]; available from: https://de.statista.com/themen/794/arzneimittel/.

98. Ensom, M.H., T.K. Chang, and P. Patel, *Pharmacogenetics: the therapeutic drug monitoring of the future?* Clin Pharmacokinet, 2001. **40**(11): p. 783-802.
99. Ludwig, W.-D. and J. Schildmann, *Kostenexplosion in der medikamentösen Therapie onkologischer Erkrankungen.* Der Onkologe, 2015. **21**(8): p. 708-716.
100. Rioux, P.P., *Clinical trials in pharmacogenetics and pharmacogenomics: methods and applications.* Am J Health Syst Pharm, 2000. **57**(9): p. 887-98; quiz 899-901.
101. Roncato, R., et al., *FARMAPRICE: A Pharmacogenetic Clinical Decision Support System for Precise and Cost-Effective Therapy.* Genes, 2019. **10**(4): p. 276.
102. Tuckson, R.V., et al., *Realizing the promise of pharmacogenomics: Opportunities and challenges.* Vol. 26. 2007. 261-291.
103. Surendiran, A., S.C. Pradhan, and C. Adithan, *Role of pharmacogenomics in drug discovery and development.* Indian journal of pharmacology, 2008. **40**(4): p. 137-143.
104. Roden, D.M., et al., *Pharmacogenomics: challenges and opportunities.* Annals of internal medicine, 2006. **145**(10): p. 749-757.
105. Murdoch, T.B. and A.S. Detsky, *The Inevitable Application of Big Data to Health CareThe Inevitable Application of Big Data to Health Care.* JAMA, 2013. **309**(13): p. 1351-1352.
106. Martin-Sanchez, F. and K. Verspoor, *Big Data in Medicine is Driving Big Changes.* Vol. 9. 2014. 14-20.
107. Scherag, A., *„Big Data "und personalisierte Medizin in der Intensivmedizin.* DIVI Jahrbuch, 2018: p. 3-8.
108. Gu, J. and C.R. Taylor, *Practicing pathology in the era of big data and personalized medicine.* Applied immunohistochemistry & molecular morphology : AIMM, 2014. **22**(1): p. 1-9.
109. Béranger, J., *Big data and ethics: the medical datasphere.* 2016: Elsevier.
110. Schulz, S. and P. López-García, *Big Data, medizinische Sprache und biomedizinische Ordnungssysteme.* Bundesgesundheitsblatt-Gesundheitsforschung-Gesundheitsschutz, 2015. **58**(8): p. 844-852.
111. Lehmann, T.M. and E.M. zu Bexten, *Handbuch der medizinischen Informatik.* 2005: Hanser München.
112. Murdoch, T.B. and A.S. Detsky, *The inevitable application of big data to health care.* Jama, 2013. **309**(13): p. 1351-1352.
113. Ristevski, B. and M. Chen, *Big Data Analytics in Medicine and Healthcare.* Journal of integrative bioinformatics, 2018. **15**(3): p. 20170030.
114. Ahrens, W. and K.-H. Jöckel, *Der Nutzen großer Kohortenstudien für die Gesundheitsforschung am Beispiel der Nationalen Kohorte.* Bundesgesundheitsblatt-Gesundheitsforschung-Gesundheitsschutz, 2015. **58**(8): p. 813-821.
115. Wegscheider, K. and U. Koch-Gromus, *Die Versorgungsforschung als möglicher Profiteur von Big Data.* Bundesgesundheitsblatt-Gesundheitsforschung-Gesundheitsschutz, 2015. **58**(8): p. 806-812.
116. de, G.N.C.C.-.-g.n.-k., *The German National Cohort: aims, study design and organization.* European journal of epidemiology, 2014. **29**: p. 371-382.
117. Günther, K.P., et al., *Deutschlands größte Gesundheitsstudie NAKO mit muskuloskeletalem Untersuchungsprogramm gestartet.* Zeitschrift für Rheumatologie, 2016. **75**(8): p. 757-759.

118. Wichmann, H.-E., et al., *Die Biobank der Nationalen Kohorte als Ressource der epidemiologischen Forschung.* Bundesgesundheitsblatt-Gesundheitsforschung-Gesundheitsschutz, 2016. **59**(3): p. 351-360.
119. Meisinger, C., A. Peters, and J. Linseisen, *Vom MONICA-Projekt über KORA zur NAKO-Studie: Vom praktischen Nutzen von Bevölkerungsstudien in der Region Augsburg.* Vol. 78. 2016. 84-90.
120. *Datenschutz- und IT-Sicherheitskonzept der Gesundheitsstudie NAKO.* 2015, Der Vorstand des Nationale Kohorte e.V: Heidelberg.
121. Schaar, K., *Was hat die Wissenschaft beim Datenschutz künftig zu beachten? Allgemeine und spezifische Änderungen beim Datenschutz im Wissenschaftsbereich durch die neue Europäische Datenschutzgrundverordnung.* 2016, RatSWD Working Paper.
122. Roßnagel, A., *Notwendige Schritte zu einem modernen Datenschutzrecht*, in *Die Fortentwicklung des Datenschutzes.* 2018, Springer. p. 361-384.
123. Weichert, T., *Big data, gesundheit und der datenschutz.* Datenschutz und Datensicherheit-DuD, 2014. **38**(12): p. 831-838.
124. Costa, F.F., *Big data in biomedicine.* Drug discovery today, 2014. **19**(4): p. 433-440.
125. Schaar, P., *Schutz der Privatsphäre im Gesundheitswesen Zu den rechtlichen Grenzen der Überwachung in der Medizin.* Zeitschrift für medizinische Ethik, 2016. **62**(1): p. 31-39.
126. Binder, H., *Big Data und Deep Learning in der Onkologie.* Der Onkologe, 2018. **24**(5): p. 361-367.
127. LeCun, Y., Y. Bengio, and G. Hinton, *Deep learning.* nature, 2015. **521**(7553): p. 436.
128. Pommerening, K., et al., *Der Impact der Medizinischen Informatik.* Informatik-Spektrum, 2015. **38**(5): p. 347-369.
129. Wallenfels, M., *Medizintechnik rüstet sich für den Kampf gegen Cyberkriminelle.* gynäkologie+ geburtshilfe, 2017. **22**(4): p. 44-44.
130. Ethikrat, D., *Big Data und Gesundheit–Datensouveränität als informationelle Freiheitsgestaltung.* Vorabfassung vom, 2017. **30**: p. 2017.
131. Ladeur, K.-H., *„Big Data "im Gesundheitsrecht–Ende der „Datensparsamkeit "?* Datenschutz und Datensicherheit-DuD, 2016. **40**(6): p. 360-364.
132. Alyass, A., M. Turcotte, and D. Meyre, *From big data analysis to personalized medicine for all: challenges and opportunities.* BMC medical genomics, 2015. **8**(1): p. 33.
133. Feuerstein, G. and R. Kollek, *Vom genetischen Wissen zum sozialen Risiko: Gendiagnostik als Instrument der Biopolitik.*
134. Densen, P., *Challenges and opportunities facing medical education.* Transactions of the American Clinical and Climatological Association, 2011. **122**: p. 48-58.
135. Bini, S.A., *Artificial Intelligence, Machine Learning, Deep Learning, and Cognitive Computing: What Do These Terms Mean and How Will They Impact Health Care?* The Journal of Arthroplasty, 2018. **33**(8): p. 2358-2361.
136. Offit, K., *A decade of discovery in cancer genomics.* Nature Reviews Clinical Oncology, 2014. **11**: p. 632.
137. Paul-Ehrlich-Institut. *Monoklonale Antikörper.* 10.07.2019 09.07.2019]; available from: https://www.pei.de/DE/arzneimittel/immunglobuline-monoklonale-antikoerper/monoklonale-antikoerper/monoklonale-antikoerper-node.html?gts=3257586_list%253DdrugTimestamp_str_sort%252Bdesc.

138. Zheng, Y., et al., *Standardization efforts enabling next-generation sequencing and microarray based biomarkers for precision medicine.* Biomarkers in medicine, 2015. **9**(11): p. 1265-1272.
139. Aronson, S.J. and H.L. Rehm, *Building the foundation for genomics in precision medicine.* Nature, 2015. **526**(7573): p. 336.
140. Mentis, A.-F.A., et al., *Precision Medicine and Global Health: The Good, the Bad, and the Ugly.* Frontiers in medicine, 2018. **5**: p. 67-67.
141. Vollmann, J., *Persönlicher – besser – kostengünstiger? Kritische medizinethische Anfragen an die „personalisierte Medizin".* Vol. 25. 2013. 233-241.
142. Heining, C., et al. *Personalisierte Medizin: Strukturen, Tumorboards, Visionen.* in *Forum.* 2017. Springer.
143. Salari, K., *The dawning era of personalized medicine exposes a gap in medical education.* PLoS medicine, 2009. **6**(8): p. e1000138.
144. Gurwitz, D., A. Weizman, and M. Rehavi, *Education: teaching pharmacogenomics to prepare future physicians and researchers for personalized medicine.* Trends in pharmacological sciences, 2003. **24**(3): p. 122-125.
145. Sarunski, M., *Big Data–Ende der Anonymität?* Datenschutz und Datensicherheit-DuD, 2016. **40**(7): p. 424-427.
146. Meindl, A., *Eine neue Ära oder nur ein nächster Schritt?–Die BRCA-Diagnostik im Zeitalter des „Next Generation Sequencing ".* 2015.
147. Kluge, S. and S. John, *Organspende – ein deutscher „Notfall".* Medizinische Klinik - Intensivmedizin und Notfallmedizin, 2019. **114**(2): p. 98-99.
148. Duffy, D.J., *Problems, challenges and promises: perspectives on precision medicine.* Briefings in bioinformatics, 2015. **17**(3): p. 494-504.
149. Cowper-Sal, R., et al., *Breast cancer risk–associated SNPs modulate the affinity of chromatin for FOXA1 and alter gene expression.* Nature genetics, 2012. **44**(11): p. 1191.
150. Levitt, M., *Let the consumer decide? The regulation of commercial genetic testing.* Journal of Medical Ethics, 2001. **27**(6): p. 398-403.
151. Hogarth, S., G. Javitt, and D. Melzer, *The current landscape for direct-to-consumer genetic testing: legal, ethical, and policy issues.* Annu. Rev. Genomics Hum. Genet., 2008. **9**: p. 161-182.
152. Plöthner, M., et al., *Health-related genetic direct-to-consumer tests in the German setting: The available offer and the potential implications for a solidarily financed health-care system.* Public health genomics, 2017. **20**(4): p. 203-217.
153. Győrffy, B., et al., *Multigene prognostic tests in breast cancer: past, present, future.* Breast cancer research, 2015. **17**(1): p. 11.
154. De Rubis, G., S.R. Krishnan, and M. Bebawy, *Liquid biopsies in cancer diagnosis, monitoring, and prognosis.* Trends in pharmacological sciences, 2019.
155. Zhang, Z., N. Ramnath, and S. Nagrath, *Current status of CTCs as liquid biopsy in lung cancer and future directions.* Frontiers in oncology, 2015. **5**: p. 209.
156. Mlcochova, H., et al., *Urinary microRNAs as a new class of noninvasive biomarkers in oncology, nephrology, and cardiology*, in *RNA Interference.* 2015, Springer. p. 439-463.

157. Coras, R., R. Narasimhan, and M. Guma, *Liquid biopsies to guide therapeutic decisions in rheumatoid arthritis.* Translational Research, 2018. **201**: p. 1-12.
158. Hessel, F., *Der Stellenwert gesundheitsökonomischer Studien im Market-Access-Prozess von Biomarker-Tests*, in *Entrepreneurship im Gesundheitswesen II*. 2018, Springer. p. 279-291.
159. Armitage, E.G. and C. Barbas, *Metabolomics in cancer biomarker discovery: current trends and future perspectives.* Journal of pharmaceutical and biomedical analysis, 2014. **87**: p. 1-11.
160. Arshad, S., *Pharmacogenetics; mini review.* J Anal Pharm Res, 2018. **7**(2): p. 147-150.
161. Evans, W.E. and M.V. Relling, *Moving towards individualized medicine with pharmacogenomics.* Nature, 2004. **429**(6990): p. 464.
162. Martin, L., et al., *How much do clinical trials cost?* 2017, Nature Publishing Group.
163. Prasad, V. and S. Mailankody, *Research and development spending to bring a single cancer drug to market and revenues after approval.* JAMA internal medicine, 2017. **177**(11): p. 1569-1575.
164. Ochsenreither, S. and F. Lordick. *Neue Konzepte für klinische Studien in der Onkologie*. in *Forum*. 2016. Springer.
165. Ilié, M. and P. Hofman, *Pros: Can tissue biopsy be replaced by liquid biopsy?* Translational lung cancer research, 2016. **5**(4): p. 420.
166. Mok, T., et al., *Detection and dynamic changes of EGFR mutations from circulating tumor DNA as a predictor of survival outcomes in NSCLC patients treated with first-line intercalated erlotinib and chemotherapy.* Clinical Cancer Research, 2015. **21**(14): p. 3196-3203.
167. Douillard, J.-Y., et al., *Gefitinib treatment in EGFR mutated caucasian NSCLC: circulating-free tumor DNA as a surrogate for determination of EGFR status.* Journal of Thoracic Oncology, 2014. **9**(9): p. 1345-1353.
168. Coy, J.F., *Neue Biomarker für Diagnostik und Therapiemonitoring in der Onkologie.* gynäkologie+ geburtshilfe, 2016. **21**(4): p. 20-24.
169. Siravegna, G., et al., *Integrating liquid biopsies into the management of cancer.* Nature reviews Clinical oncology, 2017. **14**(9): p. 531.
170. Karachaliou, N., et al., *Real-time liquid biopsies become a reality in cancer treatment.* Annals of translational medicine, 2015. **3**(3).
171. Chen, R. and M. Snyder, *Promise of personalized omics to precision medicine.* Wiley Interdisciplinary Reviews: Systems Biology and Medicine, 2013. **5**(1): p. 73-82.
172. Pantel, K. and S. Mader, *Flüssigbiopsie: Status quo und Zukunftsperspektiven.* Karger Kompass Pneumologie, 2017. **5**(4): p. 206-210.
173. Ginsburg, G.S. and J.J. McCarthy, *Personalized medicine: revolutionizing drug discovery and patient care.* TRENDS in Biotechnology, 2001. **19**(12): p. 491-496.
174. Feldman, A.M., *Bench-to-Bedside; Clinical and Translational Research; Personalized Medicine; Precision Medicine—What's in a Name?* Clinical and translational science, 2015. **8**(3): p. 171.
175. Chin, L., J.N. Andersen, and P.A. Futreal, *Cancer genomics: from discovery science to personalized medicine.* Nature medicine, 2011. **17**(3): p. 297.

9 Abkürzungsverzeichnis

BAL .... *bronchoalveoläre Lavage*
cfDNA .... *Cell-free DNA*
cftDNA .... *Cell-free tumour DNA*
CTCs .... *Circulating Tumor Cells*
ctDNA .... *zirkulierende Tumor DNA*
CYP .... *Cytochrom P450*
DSGVO .... *Datenschutzgrundverordnung*
FDA .... *Food and Drug Administration*
HGP .... *Human Genome Project*
IWPC .... *Internationales Warfarin Pharmacogenetics Consortium*
miRNA .... *microRNA*
MMP .... *Matrix- Metallproteinase*
NAKO .... *Nationale Kohorte*
NGS .... *Next Generation Sequenzing*
NHGRI .... *National Human Genome Research Institute*
NSCLC .... *Nicht-kleinzelliges Bronchialkarzinom*
PacBio .... *Pacific Biosciences*
PCR .... *Polymerase Kettenreaktion*
SNPs .... *Single Nucleotide Polymorphisms*
SNVs .... *single-nucleotide variations*
TDM .... *Therapeutisches Drug Monitoring*
TEPs .... *tumor educated platelets*
WPs .... *work packages*

FSC
www.fsc.org
MIX
Papier | Fördert
gute Waldnutzung
FSC® C083411

Kolibri 360 GmbH
Ferdinand-Jühlke-Straße 7
99095 Erfurt, Deutschland
produktsicherheit@kolibri360.de

Druck:
CPI Druckdienstleistungen GmbH
im Auftrag der
Kolibri 360 GmbH
Ferdinand-Jühlke-Str. 7
99095 Erfurt